悪習慣の罠

山下あきこ
Akiko Yamashita

今の人は、幸福と快楽の区別を知らない。
快楽を得ることを、幸福だと思っている。
――武者小路実篤

はじめに――退屈に耐えられず私たちは刺激を求め続ける

　私たちは人生１００年時代に生きている。戦争やウイルス感染など予測のつかないことが次々と起こり、不確実な世の中……。

　とは言うものの、ほとんどの日本人は、わりと平和で安全な暮らしをしている。雨風をしのいで暮らせる場所があり、飢えとは無縁の生活をしている。

　しかし、そのことが私たちを幸せや健康にしてくれているわけではなさそうだ。寿命は延びているが、多くの人が最後の7～9年間を要介護状態で過ごしている。なぜ、人生の最後まで自分の足で歩いて自分の手で食事をすることがこんなに難しいのだろうか？

　世界保健機関（ＷＨＯ）によれば、新型コロナウイルス感染症のパンデミック前の２０１９年に調査した世界中の死亡者について、その死亡原因の74％が非感染性疾患によるものだった。日本では「生活習慣病」と言われるものだ。死因１位である心筋梗塞や狭心症などの虚血性心疾患は死亡全体の16％を占めており、２位の脳卒中は11％、３位の慢性閉塞性肺疾患（ＣＯＰＤ）は6％となっている。９位の糖尿病や10位の腎臓病で亡くなる人も飛躍的に増えている。かつて、死亡原因の多くは感染症だった。しかし今は、外からの脅威ではなく自分自身の生活スタイルによって死亡する人の方が多くなっているのだ。

甘いものを食べると幸せ、お酒を飲んでハッピーな気分、タバコを吸ってホッとする。そんな当たり前のフレーズについて、あらためて考えてほしいと思っている。

「本当にそれは、あなたを幸せにしてくれているのだろうか？」

データを見れば一目瞭然、その幸せをもたらすように見えるものは、どれも私たちの死因、殺し屋なのだ。それでも、優しい顔をして私たちを誘惑する。

私は世界中の人に言いたい。

「そいつらは、味方じゃない！　早く気づいて！」

こんなふうに言うと、

「双子姉妹のきんさん、ぎんさんは、毎日ビールを飲んでいたけど１００歳まで生きていました」

「タバコを吸ってもスポーツを楽しんでいるおじいさんもいるよ」

などと言って、悪習慣をやめようとしない人がいる。

しかし、そんなレアケースを引き合いに出して強がったところで、健康被害は止められない。あなたが依存性物質を取り込み続けて元気に長生きできる確率は、非常に低い。百歩譲って、好きなだけ飲んで食べてタバコを吸いながら元気で長生きできるとしても、やっぱり私はそんな生活を勧めない。幸福度が低くなるからだ。

「幸せ」というと、宗教やスピリチュアルな話だと思われる人もいるが、不幸な人生を歩みたいと思う人などいないと思う。せっかく生きるなら、体は快適で、心は満たされて、社会的に必要とされるような人生がいいに決まっている。

「快楽」は「幸せ」とは違う。「快楽」は、いったん味わうと、もっともっと欲しくなって深みにハマり、大切なものを後回しにして「快楽」を優先するように人を変えてしまう。

しかし、悪習慣を変えるのは難しい。わかっちゃいるけどやめられないから、こんなに生活習慣病が増えているのだ。本書では、「悪習慣の罠」がもたらすことと向き合い、脱出するためにはどうしたらいいのかをお伝えする。

昔からタバコ、お酒、ギャンブルなどは存在していた。しかし、今のように依存症が世界中に溢れることはなかった。

こうなった裏側には、ものを売る仕組みや広告に関する心理的な作戦が関係している。ものを売る人たちは、行動経済学や心理学を駆使して私たちが依存状態になるように仕向ける。そうやって商品を売り、利益を出さないと生き残れない。インターネットの広告では、その人の年齢、地域、興味に合わせた商品が目の前に現れる。

そうした強い刺激に私たちはさらされ続けている。その結果、刺激がないことが苦痛と感じるようになった。歩くときには音楽を聴き、座るとすぐにスマホを見る。ただシンプルに歩くことができない。ただシンプルに座ることができない。歩くことも座ることも、それだけでは退屈で耐えられないようになってしまったのだ。

ドラッグ、ゲーム、オンラインカジノ、甘いお菓子や強い酒。刺激を与える人と、刺激を求める人はお互いに快楽のレベルをエスカレートさせて、世界中で依存症が増え続けている。

早く気づかなくてはいけない。本当の幸せは、快楽を得た先にあるのではなく、「今、ここ」にあることを。

「悪習慣の罠」にハマっているとしても、それはあなたのせいではない。この社会に生きていてこうなるのは自然なことなのかもしれない。

だからこそ、お互いに助け合って一緒に抜け出そう。この世界をもっと楽しみ、豊かな人生を生きられるように。

目次

はじめに――退屈に耐えられず私たちは刺激を求め続ける……3

第1章 依存を招く悪習慣の罠……11

多恵（55歳）＝主訴：手がしびれる／家庭のストレスで喫煙と飲酒／依存のループ／脳は快楽を求める／ドーパミンとパーキンソン病の関係／ドーパミンによる報酬系システム／釣った魚に餌をやらなくなる理由／ドーパミンの欠乏状態で我慢できなくなる／飲まないことが苦痛になる／我慢が依存を悪化させる／「物への依存」と「行為への依存」／徐々に本数を減らす禁煙法は苦しいだけ／恐怖だけでは悪習慣を断ち切れない

第2章 悪習慣の罠にハマった人たち……54

1 菜々子の場合（31歳・WEBデザイナー）

チョコレートがやめられない／糖質の鎮痛効果／砂糖よりも依存性の

強い果糖

2　哲也の場合（38歳・会社員）
ラーメン好きで肥満／小麦の強い依存性

3　こころの場合（23歳・看護師）
スマホでマンガを読むのが好き／ネット依存の人の脳の状態

4　誠の場合（19歳・浪人生）
パチンコにハマる／ギャンブル大国日本は依存者が多い

5　祐介の場合（46歳・会社員）
時計店の女性を観察する日々／相手との適切な距離を保てなくなる恋愛依存症

第3章　飲酒と喫煙の悪習慣が及ぼす害……96
アルコール依存だった多恵／ストレスと疲れを癒した1杯のワイン／酒好きとアルコール依存症の違い／タバコと酒の依存の強さと健康への害／アルコールの脳への影響／飲酒によるさまざまな健康障害／悪習慣を変えたいという主体性

第4章　飲酒の悪習慣を断ち切る……125
アルコール依存は遺伝か環境か／依存になりやすい性格／孤独は依存症を助長する／自分の苦しみを認める／依存のできあがっていく仕組み／1週間の断酒と二つの約束／自分の依存を直視し言葉にして伝える／体と心の声に耳をすます三つのトレーニング／禁酒のための三つの準備／やめる気持ちを保ち続けるための睡眠の取り方／幸福度を上げる食べもの／前向きになれる体の動かし方／自信が湧いてくる姿勢の作り方／自然環境でストレスレベルを下げる

第5章　悪習慣の罠からの脱却……178
1　菜々子のチョコレート依存
チョコレート依存からの脱却を決意／なぜ食べたいのか自分と対話する／マインドフル・イーティング／脂質の量を増やす食べ方をする
2　哲也の小麦依存
不調の原因は遅延型食物アレルギー／ケトン体を作る食事療法

3　こころのスマホ依存
うつ病と診断／家族との対話の重要性／スマホを見る時間の減らし方
4　誠のギャンブル依存
ギャンブルの借金が親にバレた／ギャンブル依存治療の困難さ／「記憶の再固定化」を利用した消去学習
5　祐介の恋愛依存
恋愛依存症からストーキング行動へ／四つの愛着パターン

第6章　現在の快楽を得るか未来の幸せを求めるか……224
快楽は幸福の借金／幸福を作る四つの因子／ワクワクし幸福度を高める行動を習慣にする

おわりに……238

参考文献……251

第1章　依存を招く悪習慣の罠

多恵（55歳）＝主訴：手がしびれる

初めての患者を呼び入れるときは、いつも少し緊張する。待ち時間が長くて怒ってはいないか？　手に負えない難問を突きつけられないか？　これまでの苦い経験が、これから起こるかもしれない良くない出来事を予測して、私の心と体を硬くする。まだ何も起こってもいないというのに――。

時計は午前10時を指している。今日もクリニックの待合室には、多くの人が溢れている。診察室に入ってきたその女性は、しなやかな光沢を放つ白いシャツに薄いベージュのロングスカートを合わせていた。年齢は50代と思われる。

手に持ったハイセンスな小ぶりのハンドバッグをどこに置くべきか、キョロキョロしてい

たので、私は角が欠けて古ぼけた青いプラスチックのカゴを指して、

「そちらに荷物を置いてください」

と促した。女性は荷物を置くと背筋を伸ばし、真っ直ぐに私の目を見て少し微笑んでから、

「よろしくお願いします」

と軽く頭を下げ、患者用の黒い椅子に腰掛けた。

「上品で話しやすそうな人だ」と私は心の中で呟いた。少し不安な気持ちが和らぎ、ホッとした気持ちで診察を始めた。


本当は患者の方が私よりずっと不安で緊張していることを知っている。この女性のように穏やかな感じで微笑んでいようと、目も合わさずに不機嫌そうにドサッと椅子に腰を下ろす人であろうと、初めて診察される医師の前で安心してリラックスしている人なんてそうそういない。

だから、まず私が微笑んでリラックスして見せ、その人だけに意識を向ける。信頼関係ができてくると、不機嫌で怖い顔をしていた人も、帰るころには少し顔が穏やかになっている。そんな瞬間が好きで、私はこの仕事を続けているのかもしれない。

問診票に目をやると、患者の名前は長谷川多恵。年齢は55歳。やせ型。血圧が170／95と高い。年齢より若く見えるが、ややしわが目立つ。看護師の手書きで、「主訴：手がしび

れる」と書いてある。

「しびれ」という言葉の解釈は実にさまざまである。ジンジンする、痛い、動きが悪い、感覚がないなど、人によってまったく違う。この人の場合は何だろう？

　喫煙歴、なし。飲酒、たまに少し飲む程度。脳梗塞や心筋梗塞などの家族歴もなし。治療中の病気は高血圧で、少量の降圧薬を服用中。脳の血管の病気の可能性は低い。寝ている間に起こった神経の圧迫か、手根管《しゅこんかん》症候群か、頸椎症か……。

　そんなことを考えながら質問を始める。

「こんにちは。脳神経内科の山下です。よろしくお願いします。手がしびれるのですね。いつごろから、どこが、どんなふうにしびれていますか？」

「今朝起きたときから、左の腕全体が重たいような感じがします」

　神経学的診察を始める。顔の表情は左右で違いはない。言葉も流暢。だが、両手を前に出してもらい、手のひらを上にして「前ならえ」のような姿勢をとってもらうと、左腕がゆっくりと小指から落ちるように下がってきた。右腕は水平に保たれたままだ。脳梗塞でよくみられる診察所見だ。

「まさか……」と私は思った。

　次に足の筋力を見るために立ち上がってもらい、右足一本で立ってもらった。右足で立つことは簡単にできた。

「では左足で立ってみましょう」

私は椅子から立ち上がり、祈るような気持ちで多恵の体を支えながら様子を見守った。すると、まったく右足が上がらない。右足を持ち上げようと多恵は頑張り、その拍子に体が私の方へよろめいたのでしっかりと支えた。

左手足の筋力が右に比べて弱くなっている。このように、片方の手足の筋力低下が突然起こった場合は、まず脳卒中を疑う。彼女のように歩いて受診しに来た人が、急性の脳卒中だったというケースにたまに遭遇する。

「脳卒中の可能性があります。急いで検査をしましょう」

多恵はこわばった表情で、

「……はい」

とだけ答えた。

私はすぐにMRI（磁気共鳴画像）検査室に電話をして、多恵は看護師とともにMRI検査室に向かった。

20分後、できあがった多恵の画像を見ると、右脳に10㎜大の出血があった。脳出血だ。病院まで普通に歩いて来られて本当によかった。途中で倒れて意識不明になっていてもおかしくない。不幸中の幸いとはこのことだ。

私は、検査が終わって経過観察室のベッドに横たわる多恵のベッドサイドに座り、検査の結果と入院治療の必要性などについて説明した。

話を聞き終わった多恵は、

「先生、脳出血で入院って言われても私、元気ですよ。何で入院しないといけないんですか？」

と診察室に入ってきたときには想像もつかなかった強い口調で私を睨んで言った。

「それに、この病院どうなってるんですか？　説明もないまま、ずっとこうして寝かされて！　午後から職場に戻らないといけないんです。明日は大切な打ち合わせもあるし、入院なんてできませんよ」

多恵はどうしても帰らないと困るらしい。しかし、脳内の出血は、まだ止まったかどうかもわからず、これから出血が大きくなれば命を落とすこともある。小さな出血であっても、症状がなくても、このまま家に帰らせるわけにはいかないのだ。

「説明が遅くなってしまって、申し訳なく思います。しかし、今回見つかった病気は、命に関わるものです。ここで治療しないと症状が悪化する可能性があります。悪化しないようにできる限りのことをしたいと思います。どうか今日一晩だけでも入院してください。お願いします」

多恵は、しばらく黙っていたが、やがて、持っていたスマホで子供と電話で話し始めた。そして、入院の段取りを取ることになった。

夕方、私が病室に行ってみると、もう家族は帰っていた。多恵は点滴を受けながら硬い表情で天井を見つめて、私の方はあまり見なかった。ベッド脇の椅子に座って少し黙っていると、多恵は、ぽつぽつと話し始めた。

「食事はヨーグルトを食べたり、サプリを飲んだり、野菜ジュースを飲んだりして気をつけていました。毎週、ジムに通って筋トレもしていましたし。家族のことも仕事のことも精一杯頑張ってきました。どうしてこんなことになるんですか？　何で私がこんな目に……。このまま歩けなくなるんでしょうか。左手、さっきより力が弱くなっているみたいです」

声を詰まらせ、流れ出す涙は止まる様子がなかった。

『死ぬ瞬間』の著者キューブラー・ロスは、人は死を受け入れるまでに五つの段階があると言った。第一段階は否認、第二段階は怒り、第三段階は取引、第四段階は抑うつ、第五段階が受容だ。多恵は死に直面しているわけではないが、人は、ショッキングな病名を告げられたとき、多くの場合、同様の反応を示す。

私は、彼女が泣き止むまで話を聞いた。頭も体もフル回転で毎日睡眠を削って生きてきたことがよくわかった。強く感じたのは、これまで走り続けてきた彼女には、休む必要があるということだった。原因については、これから調べていくと伝えた。

脳卒中は、脳梗塞と脳出血を含めた病名だ。食事の不摂生や運動不足、肥満、大量飲酒、喫煙、高血圧、高血糖、脂質異常症などが脳出血のリスク要因だ。動脈瘤などがある人もなりやすい。

多恵は、喫煙はしないし、飲酒はたまに少量飲むくらい。肥満もなく、むしろ痩せている方だ。ただし、血圧が高い。高血圧を数年前から指摘されて少量の薬を飲んでいたが、あまり改善していないようだった。いろいろな検査を受けているが、血圧が上がる原因もはっきりしていない。今回の脳出血の原因が高血圧だとしても、健康的な生活をして痩せ型である多恵の血圧が、なぜ上がり続けているのか、私は不思議に思った。

次の日、もう一度何か大切なことを見落としていないか確認するために、私は多恵に質問した。

「2、3年前から眠れなくなったとか、環境が変わったとか、何か変化はありませんでしたか？　お酒の量が増えたとか、何でもいいので話してみてもらえませんか？」

すると、多恵は、きまり悪そうにこう言った。

「すみません、実は……タバコを少し吸っています。お酒も最近はよく飲みます」

多恵の問診票の情報は、ウソだった。

家庭のストレスで喫煙と飲酒

とても残念なことだが、多恵のように問診票にウソを書くのはよくあることだ。2018年に広島大学保健管理センターで行われた大学生約1万8000人に対する調査によると、健診の問診で喫煙に関して虚偽の報告をする確率は男性で6・7%、女性で18・5%だった。大学生なので未成年で喫煙している場合はさらに虚偽申告の確率は上がると思われるが、女性の約2割が喫煙に関してウソをついているというのは衝撃だ。

アルコール依存症では、飲酒量が多い人ほど少ない量を申告することがわかっている。喫煙本数、飲酒の量の他にも、飲んでいる薬、手術歴、既往歴など、正しく書かれていないのは日常茶飯事である。服薬に関するウソの申告もよく経験する。薬は毎日飲んでいますと言っていたのに、本当はまったく手をつけずに自宅に大量に薬が余っていたとわかったことは、一度や二度ではない。

しかし、医師は、書かれていることを信じて診察をするのが基本だ。そうでないと信頼関係が成り立たない。医師と患者の信頼関係によって、治療の効果は大きく変わる。

ハーバード大学麻酔科のビーチャー教授が1955年に発表した有名な報告では、15種類のさまざまな疾患にプラセボ（偽薬）を投与したところ、1082例中35%で治療の効果が見られていた。効果のある成分が含まれていない薬でも、3人に1人は何か飲んだら改善するという話だ。

とはいえ、自分でお菓子のラムネを買ってきて飲んだところで病気は良くならないだろう。病院で処方されるからこそ効果が見られるのだ。効果があったのは、医師への信頼と治療への期待感が理由だと考えられている。逆に医師を信頼していない場合は、処方した薬を「飲んだ」とウソをついて飲まない可能性もあるのだ（私の患者が処方薬を一切飲まずに溜め込んでいたように）。

信頼関係は、相手に自分を信じさせようとして築けるものではない。自分が相手を信じることから信頼は生まれる。だから、医師は患者を信じることが必要だ。ウソをつかれるということは、信頼関係を作れなかった医師にも責任があるとも言えるので、必ずしもウソをついた患者が悪いというわけではない。

問診票を書くときは、診察する医師と会う前なので、まだ信頼関係ができていない。どんな人かもわからないのに、自分のことを洗いざらい書けるわけがない。人に隠していることならなおのことだ。

人間の心理として、後ろめたいと思わせる状況であるほどウソをつく。先程の大学生の研究では、周りに喫煙者の少ないグループの方が虚偽の申告をしている確率が高かった。また、男性より女性の虚偽申告が多いのは、女性の喫煙が世間で受け入れられていないと感じるからかもしれない。

多恵に詳しく話を聞いてみると、タバコは1日20本を20年、お酒はワイングラス3杯程度を毎日飲んでいた。「少し」ではない量だ。これでは血圧が上がっても不思議ではない。

「タバコやお酒が良くないってわかっていますけど、家庭でいろいろあって……。ストレス解消が必要なんです」

多恵は健康意識が高いように見えたが、実はスモーカーで多めの飲酒習慣があった。喫煙は学生時代からで、結婚したときに一度やめたのだが、出産後からイライラする気持ちを抑えようと家族に隠れて吸うようになった。夫にはすぐにバレたが、子供だけには知られないように、タバコはトイレで吸っていた。家のトイレは二つあり、喫煙者の夫と多恵だけがそのトイレを使っていた。多恵にとっては、トイレで喫煙し、夫が吸ったように見せかけてタバコの吸殻を処分するのは簡単なことだった。

「最近は息子も19歳になったので、さすがに私の喫煙に気づいているかもしれません。お酒も毎日早い時間から飲むので、減らしてほしいって言われました。ちょっと情けないですね」

そう言うと、多恵は唇をぎゅっと噛んだ。

もし、あなたが多恵の担当医だったら、こんなとき、「タバコをやめてお酒を減らしましょう」と言うだろうか？

残念ながら、「やめましょう、減らしましょう」と口頭で医師が言っても、それを実行する人はほぼ皆無だ。やめた方がいいなんてことは、患者はとっくにわかっている。そもそも、世の中には「医者」とか「病院」とかそんなワードを聞くだけでアレルギー的な拒否感を示す人も多い。その理由として考えられるのは、説教されるとか怒られるといったイメージがあるからではないだろうか。ひょっとすると、小さなころに注射されて怖かったという記憶があるからかもしれない。

いずれにせよ、医者というものは、患者に寄り添って健康づくりをする人ではなく、悪習慣のある人をバッサリ否定する人であると考えられがちだ。だから、「やめましょう、減らしましょう」と厳しく言われるほど、ちゃんとできなかったら見限られると考えて、病院から足が遠のいてしまうのではないだろうか。

私が言いたいのは、わかりきったことを口頭で注意したところで、人の行動を変える力にはならないということだ。行動を変えられなければ、注意は無駄な労力だ。病院に来なくなるような厳しい指導は、役に立たないどころか治療意欲をなくさせる有害な行動とさえ言える。

注目すべき大切な問題は、タバコを吸うことや飲酒することよりも、「悪習慣をやめられない」ことなのだ。

依存のループ

多恵は、ストレスを和らげようとタバコやお酒に助けを求めた結果、やめられなくなって依存状態になった。依存というと聞こえが悪いが、一升瓶の酒を持ってふらふらしながら暴れたり、ドラッグなどの薬物依存ばかりではない。

多恵のような隠れスモーカーはたくさんいる。隠れアルコール依存も、隠れギャンブラーもあなたが気づいていないだけで、すぐそばにいる友人や同僚もそうかもしれないのだ。浮気を繰り返すパートナーは、セックス依存かも知れない。隣に座る肥満の同僚は、糖質依存かもしれない。

あなた自身にもないだろうか。良くないとわかってはいるけど、どうしてもやめられないことが。

実際、ほとんどの人が何かに依存している。人に隠しているとか、おおっぴらにしているとかは関係ない。多くの人が多恵のように、「自分はストレスがあるから和らげるために必要なもの」と思って何かの習慣を続けている。それが依存だとは気づかずに。

自分を癒してくれる味方だと思っている「癒しの何か」は、次第に「それがないと苦しい」

という気持ちや不自由さを生み出す。それは、すぐそばにないと、求めて探し回ったり、それを摂取するために大切な人との時間を削ったり、私たちの生活を圧迫するようになる。そして、じわじわと心をむしばみ、体にダメージを与え、寿命を削っているかもしれないのだ。

白状すると、医師である私も、さまざまな依存に陥った経験がある。タバコについては大学3年生ごろから時々吸うようになり、医学部5年生の臨床実習のころには完全にスモーカーになっていた。更衣室や休憩室など、１９９０年代の医学部は、校内に吸える場所がいくつもあり、ストレスフルな病院実習で凹んだ心をタバコでまぎらせていた。

卒業して医師になったら、禁煙したくなった。タバコ臭い自分がとてもカッコ悪いと感じたし、そんな医師に診察してもらう患者の気持ちを考えると、禁煙しかないと思った。

なぜか、自分の健康のためでは決してなかった。若者にありがちな、自分だけは病気にならない、老けない、太らないという馬鹿みたいな幻想（妄想）があった。しょっちゅう、「今日から禁煙します！」と周りに宣言し、その日の夕方には断念して吸っては失笑を買っていた。

幸い、夫が、「タバコを吸う人とは一緒に住めない」と言ってくれたおかげで、結婚するときにやめることができた。どうやってやめたのかなんて覚えていない。とにかく吸えないから吸わなかった。すると、気がついたら全然タバコがいらなくなっていた。10年以上経った今では、タバコの匂いが本当に苦手になった。

しかし、タバコはやめられても、飲酒はなかなかやめられなかった。元々アルコールには弱かったのだが、医師になって付き合いが増えるとだんだん強くなってしまった。

最もよく飲んでいたのはアメリカに単身で留学していた30歳のころだ。英語もよく喋れないまま最先端の医療機関で研究をし、なかなか成果が出ない焦りと、雑談する相手もいない孤独が、私を酒に向かわせた。バドワイザーを箱買いし、毎日2、3本空けていた。そのころ日本から同じ病院に留学していた精神科医からは、「プチアルコール依存になっているから、節酒しましょう」と優しい言葉で忠告していただいた。

その後、私は、飲酒とストレスと過労が重なり、うつ状態になった。そして、抗うつ薬を服用し始めた。ポーランド人の上司ゾレック教授は、突然泣き出したり遅刻したりするようになった私を娘のように心配してくれた。仕事を減らしてくれて、何度も自宅に招いては奥さんの手料理を食べさせてくれた。友人と姉は、私を心配してはるばる日本から会いに来てくれた。

現地の友人は保護犬を飼うように私に勧めた。飼うかどうか迷いながら友人の働く動物病院に行くと、母犬を亡くしたばかりの生後2週間の黒い子犬がいて、しゃがんでいる私のお尻にピッタリとくっついてきた。結局、その子犬から離れられずにそのまま家まで連れて帰ってしまった。トマト2個分くらいの大きさのフワフワした子犬は最高にかわいくて、「しゅう」と名づけて溺愛した。でも、まだ赤ちゃんだったので、こまめに餌をやる必要があり、研究の合間にこっそり自宅に戻って世話をしていた。研究と生まれたての子犬の世話の両立は、意外と忙しく大変だったが、犬と過ごしていると不安や暗い気持ちから解放された。こうして私は、徐々にうつの薬を減らしていった。

留学から帰国したときには、すでに飲酒習慣はなくなり、欲しいとも思わなくなっていた。アルコールの依存から無事に抜け出せたのだ。抗うつ薬も少しずつ減らすことができた。

帰国後は病院で神経内科医として働いた。実家で祖母と母との三世代同居の暮らしが始まった。アメリカ留学時代の2年間は、アメリカの食材を使った下手な自炊生活だったので、実家の懐かしい手料理は絶品だった。あまりのおいしさに毎食ご飯を3、4杯お替りしていたら、腹や尻や太ももがどんどん大きくなった。留学時の食欲不振で5kg減っていた体重は一気に9kg戻ってしまった。

すぐに痩せるだろうと思って服を買い足さなかったので、手持ちの服で着られるボトムスは、ウエストがゴムになっているフィットネス用パンツだけになった。脇のファスナーが上まで閉まらないドレスを着て友人の結婚式に出席したときには、さすがに友人たちは呆れていた（その後、そのころ流行りのキャベツダイエットとダンスで9kg一気に減量した）。

話を結婚後に戻すと、禁煙に成功してタバコのない快適な生活が始まったのだが、今度は飲酒習慣が復活してしまった。さすがに箱買いはしなくなったが、仕事が終わって家に帰ると、ご飯を作りながらビールを飲むのが日常になった。

結婚後、半年くらいして妊娠した。さて、妊娠すると飲酒ができない。そうなると、今度は甘いものを求め始めた。特にハマったのは、シュークリームとアイスクリーム。仕事帰りにケーキ屋に寄って、外はカリカリ、中はカスタードがたっぷり入ったシュークリームを家で堪能していた。出産後は子供を連れて近所のサーティーワンに通った。

こうして書いていると、自分でも唖然とするほどの依存のループである。つまり私は、禁煙に成功したとかダイエットに成功したとか言って周りには自慢していたが、実際は、

「タバコ↓お酒↓糖質（ご飯）↓お酒↓糖質（スイーツ）」

という順番で依存する対象を移動させていただけだった。「依存」という問題は、何も解決していなかったということだ。

脳は快楽を求める

私たちの脳は、何をしたら快楽が得られるのかを経験から学習し、快楽が得られる行動を繰り返し求める性質を持っている。1898年に米心理学者エドワード・ソーンダイクが初

めてそのことを動物で確かめた。猫が複雑な仕掛けのある箱に入れられ、箱の外に出ることができたらご褒美の餌をもらえる。何度か繰り返すうちに猫は短時間で箱を出ることができるようになる。

その後、1938年に米心理学者バラス・スキナーがそのことをスキナー箱と呼ばれる装置を使った動物実験で証明した（図1）。スキナー箱は、レバーを押すと餌が出てくるようになっており、その箱に入れられたラットは、レバーを押して餌を食べることを経験から学習する。自分で餌を手に入れられるようになったラットは、何度もレバーを押し続け食べ続ける。スロットマシンは、まさにこのスキナー箱を人間用に改良したようなものだ。このような脳の仕組みは、一般的に「報酬系システム」と呼ばれている。

私がバドワイザーを箱買いして冷蔵庫に詰め込んでいたのは、ラットがレバーを押すように、「冷蔵庫を開けたらビールが飲める」というスキナー箱を自分で作っていたに他ならない。

では、なぜ、ビールを飲むという行動を毎日繰り返し、やめられなくなるのだろうか。脳では一体何が起こっているのだろう？

1952年、米心理学者ジェームズ・オールズが偶然の失敗をしたことで、依存の仕組みが一気に進んだ。オールズは動物の動機づけについて研究しようとして、ラットの脳の網様《もうよう》体賦活系《たいふかっけい》に電極を差し込んだつもりでいた。ところが、どうやら違うところに差し込んでし

図1　スキナー箱

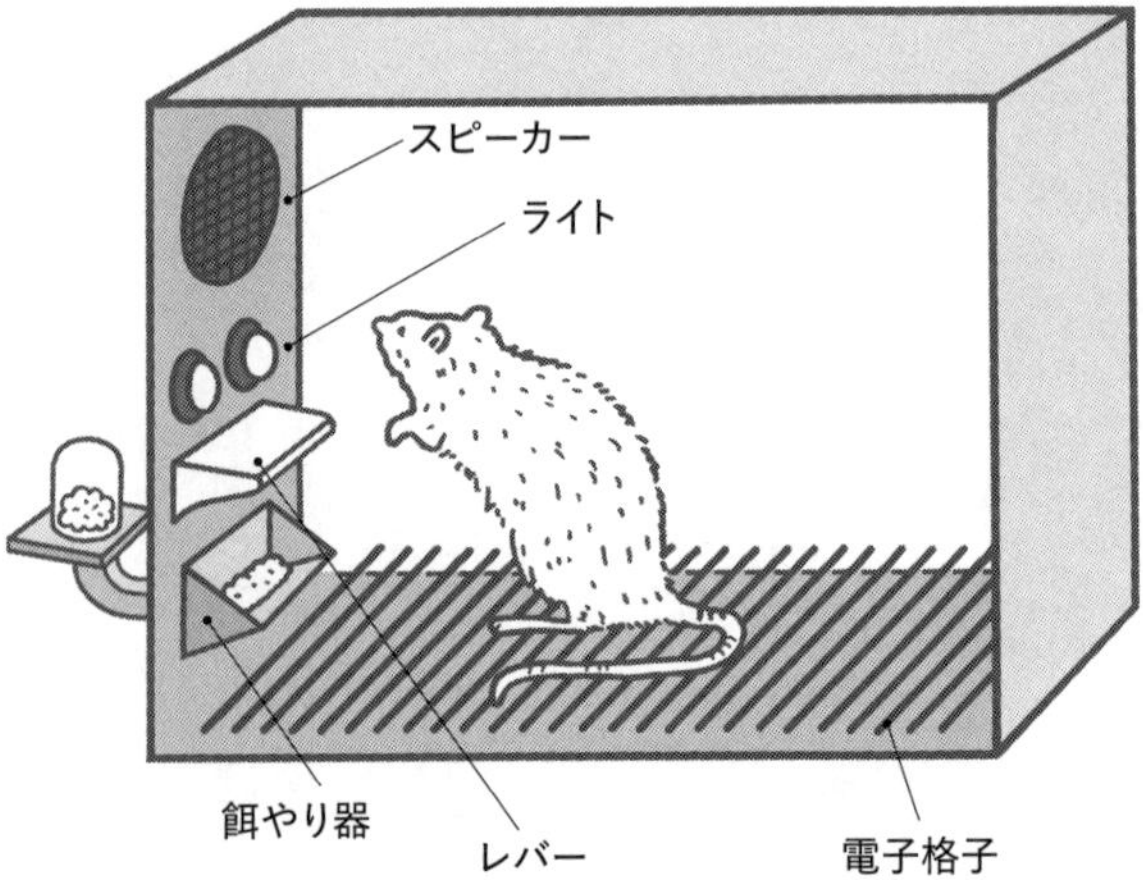

まったらしく、ラットの様子が何かおかしくなった。電極に刺激を送ると、その刺激をもっと欲しがるような行動を見せたのだ。

そこでオールズは、ラットをスキナー箱に入れた。オールズが用いたスキナー箱は、レバーを押しても餌は出てこない。その代わり、レバーをラットが押すたびに、脳の電極に刺激が送られる。

すると、ラットはレバーを押し続けた。なんと1時間に2000回もレバーを押し続け、死ぬまでその行動を続けた。

同様のことは、その後、他の研究者によって、ネコ、猿、犬、ヤギ、イルカ、金魚、リス、モルモット、ひよこでも実証され、ついにヒトでも脳に刺激を与えると快楽を与えることができることが証明された。

初めにオールドがラットの脳に電極を挿入してしまったところは、中隔領域というところだったが、その後、数々の研究者によって脳には複数の快楽中枢があることが明らかになった。動物やヒトが実験で入れられた電極の部位は、中脳の腹側被蓋野《ふくそくひがいや》、黒質などから前頭前野に連絡する部分で、それはちょうどドーパミンを分泌する神経と関わる部分だった（図2）。こうして、どうやらドーパミンが快楽と関係しているようだとわかってきた。

ここで、この先ドーパミンの働きについてよく理解していただくために、少しだけ神経の働きについて説明しようと思う（図3）。

神経細胞は、体の他の細胞とはちょっと違った変わった形をしている。他の通常の細胞は大きさが平均０・02㎜程度だが、神経細胞は長いものでは約１ｍにもなる。

神経細胞の細胞体と言われる部分は目玉お化けの頭のような形をしていて、いくつもの枝がつき出ている。それは樹状突起と呼ばれる。その枝の中に一本だけ長い枝がある。これが軸索である。軸索は細胞体から発せられた情報を神経終末のシナプスまで伝えていく。そして、このシナプスから次の神経の樹状突起に情報を受け渡す。

神経の働きは情報伝達だ。例えば何かに触れれば、皮膚から「何か触ったよ」という情報が脳に伝わる。手を動かしたいと思えば、脳から「動かしなさい」という指令を出し、手を握ったり開いたりすることができる。

図２　脳のドーパミン神経系

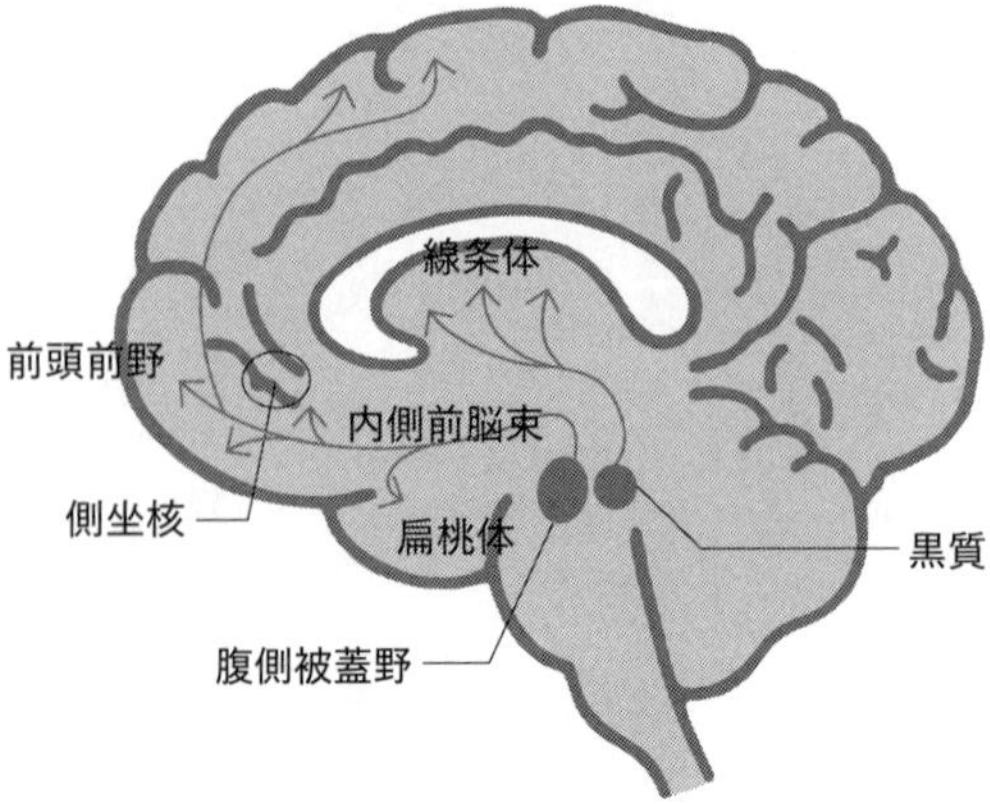

図３　神経細胞

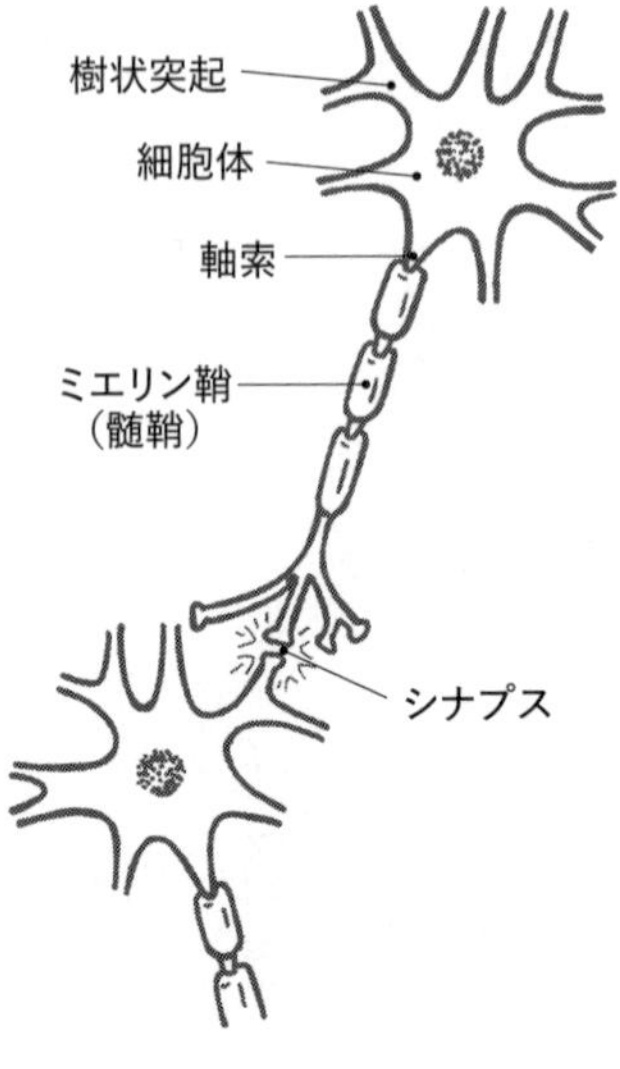

脳という指令室と、目や口、内臓、手足の筋肉などの末端の器官との間でやりとりされる情報は、いくつもの神経細胞が連携して受け渡されていく。情報は、細胞体から軸索の中を電気信号によって伝えられる。電気信号がシナプスに到達すると、神経伝達物質というものが分泌され、次の神経へ手紙のように情報を受け渡していく。

神経伝達物質は、アドレナリンやセロトニンなどを含めて数十種類以上存在しているが、ドーパミンはその一つだ。医療では「ドパミン」と呼ばれることが多いが、本書では一般的な呼び方である「ドーパミン」を用いる。

ドーパミンの働きには、体を動かすこと、意欲・学習・記憶、注意力、報酬への応答、視覚などさまざまある。ドーパミンは子供のころが最も分泌量が多く、年齢とともに減っていく。つまり老化が進むほどドーパミンは減る。

ドーパミンとパーキンソン病の関係

ドーパミンが大きく関係する病気がある。それは、パーキンソン病だ。パーキンソン病は何らかの原因で中脳からのドーパミンの分泌量が減って起こる病気で、体が動きにくくなったり手が震えたりする。ドーパミンが正常の20％になったら発症すると言われているので、正常に老化していても120歳ごろになったらほとんどの人間はパーキンソン病になる可能性が高い。社会の高齢化に従って、パーキンソン病の患者は増え続けている。

パーキンソン病の症状を見ると、ドーパミンが多様な働きをしていることがわかる。歩きにくい、手が震えるといった運動の症状以外に、意欲が低下する、眠れなくなる、便秘になる、幻覚を見る、血圧が急に下がるなど、さまざまなことが起こる。

よくある誤解に、「パーキンソン病は認知症の一つである」というものがあるが、それは間違っている。表情が乏しく話し方や歩き方が変わることと、認知機能が低下することはまったく別である。パーキンソン病の一つの症状として認知症が起こることはあるが、最後まで高い認知機能を保つ人も大勢いる。パーキンソン病の人を見て認知症だと思って、子供に接するような話し方で対応していると、あなたが大恥をかくことになるので注意してほしい。

私が留学していたのは、米国のフロリダにあるメイヨークリニック・ジャクソンビルという病院であり研究機関でもある施設だった。その施設で、パーキンソン病の遺伝子を突き止めたゾレック教授の下で研究をしていた。

ある日、調査のために膨大な数の患者カルテをパソコン上で見返していたところ、診察記録にギャンブルにハマった患者が何人かいるのに気がついた。ある高齢男性は、4万ドル以上をインターネットのカードゲームにつぎ込んでいた。他の男性患者は、フロリダではよくある船上カジノにたびたび出かけるようになっていた。私は、もしかすると治療薬が何か関連しているのではないかと思った。

そこで、ゾレック教授に相談し、この件について調査してみることになった。１９９６年から２００５年までの10年間分の膨大な診察記録を見返す作業が始まった。

結果的に、11例の患者がパーキンソン病の治療中にギャンブルにハマるようになっていたことがわかった。パーキンソン病の投薬治療中で、かつギャンブルにハマっていない47人のデータを対照グループとして無作為に選んで治療の内容を比較してみると、病的なギャンブル癖のついた患者のグループでは、「ある薬」が多く使われていた。ほぼ全員がその薬を始めた後からギャンブルで散財するようになっていた。

パーキンソン病の薬は複数あるが、この薬はドーパミンＤ３受容体に働きかける薬だった。ドーパミン受容体の中でもＤ３は、特にギャンブル行動に関係しているということの裏づけになった。10年経った今でも、この論文は数は少ないが引用されているようだ。

ただし、これは、その薬を飲んだ人のごく一部に起こる副作用なので、ギャンブルなどの症状がないのに、その薬剤を飲んでいるからといって中止する必要はない。しかし、このことは、ドーパミンが依存と強く関わっていることを示している。

ドーパミンによる報酬系システム

このように、ドーパミンを過剰に作動させると、何かにハマりすぎる可能性がある。報酬が欲しくて箱のレバーを押す行動を、ドーパミンが後押ししてやめられなくするのだ。

このドーパミンによる報酬系システムを、私たちの日常で考えてみる。例えば、おいしいご飯を食べるとドーパミンが分泌される。このドーパミンの刺激によって、ちょっとハイな気分になる。ドーパミンが私たちに脳の興奮、つまり「快楽」を与えてくれるのだ。

この原理を知らなくても、感覚的に私たちはこのことを知っている。ストレスがあったら、快楽を得られる行動でストレスを打ち消しながら生きている。例えば、「あー、上司に怒られてむしゃくしゃする！　今日はいつもより豪華なランチでストレス解消しよう」というように。

ところが、このように食べ物がストレス解消だと脳が学んでしまうと、「これはストレス解消である」と自覚することなく、無意識にストレス回避行動をとるようになる。

テレワークで仕事が切り上げられずに夜中までパソコンに向かって、疲れてくるといつの間にか立ち上がって歩いてキッチンに行き、お気に入りのせんべいを取り出して机に置く。仕事をしては袋に手を伸ばし、袋が空になるまでぽりぽり食べる。翌日体重計に乗ると体重が増えているが、「あれー、なんで太ったのかな?」と仕事のストレスがきっかけで食べすぎていることに気づかずじまいになる。

無自覚なストレス回避行動は身の回りに溢れており、挙げ始めたらキリがない。家事と仕事でくたくたなのに、寝床に入ったらスマホを触ってマンガを読み続けて夜ふかしするとか、単身赴任になって家族に会えなくなってからタバコの本数が増えたとか、育休中にネットショッピングで浪費するとか、何気ない行動に見えても無自覚なストレスがそうさせていることがたくさんある。

ドーパミンはそうやって、私たちのストレスを即座に和らげるために働いてくれている。過剰なストレスで私たちが倒れてしまわないように。

ストレス解消が悪いわけではない。ところが、「ストレス解消！　それは良いこと！」と思って繰り返すうちに、そのストレス解消行動への依存ができあがる。これが本書で伝えたい悪習慣の罠だ。

ドーパミンによって得られる快楽は、繰り返すたびにその快楽レベルが下がっていく。初めて行ったリゾートホテルの部屋から見える景色が素晴らしかったとする。だが、「わぁ、きれい！」と浮き足立った気持ちになるのは、初めの一回だけだろう。部屋に入るたびに「わぁ、きれい！」なんていちいち感動しない。

ゲームのステージを一つクリアしたとき、「やったー！」と思う。その喜びはすぐに消えるので、また、次のステージをクリアして「やったー！」と思う。ただし難易度がずっと同じであれば、だんだん退屈な作業になっていく。退屈になる前に難易度が上がり、それをクリアするとまた喜びが得られるようにゲームは作られている。

つまり、ドーパミンの受容体はすぐに刺激に慣れてしまうので、刺激の強度を上げていかないと快楽を得られない。快楽が得られるハードルが上がっていくのだ。繰り返し同じ快楽でストレスを解消していると、次に苦痛に感じることがあったときには、同じ強度のストレス解消法では満足できなくなっている。初めはアルコール度数３％の酎ハイで仕事の疲れを癒していた人が、いつの間にかアルコール度数９％のストロング系を飲むようになっているのは、こういうわけだ。

そして、いつも快楽のスイッチを押し続けていると、その心地よさという残り香を常に追い求めるようになる。その快楽がない状態は、もはやプラマイゼロではなく、マイナス（苦痛）だと感じる。そして、快楽の閾値《しきいち》が上がれば上がるほど、苦痛を感じやすくなる。すると、わずかなストレス（例えば「退屈だ」というようなこと）でも苦痛だと感じて快楽を求めずにはいられなくなる。まだ苦痛を感じていないのに、苦痛を予期するだけでも（例えば「暇になったらどうしよう」というような）、常に刺激を求め続けることもあるかもしれない。

釣った魚に餌をやらなくなる理由

　ケンブリッジ大学のシュルツ博士の研究によると、猿に餌を与えたとき、通常は食べ始めたらドーパミンが分泌される。しかし、餌を与える前にいつもライトを光らせ、音を鳴らして与えるようにしたところ、ライトが光って音が鳴ったらドーパミンの分泌が急に増えるが、食べ始めてもドーパミンは特に増えることはなかった。

　ドーパミンは、報酬が得たときよりも、むしろ報酬が得られると予期したときに分泌される。このことは、機能的MRIという脳活動を画像で見ることのできる検査で証明されている。脳の線条体（図2）という部分は、ドーパミンが分泌されると活動する部分だ。人が報酬を得られると思ったときには、MRIで線条体が活動している様子が観察されたが、報酬を与えると線条体の活動は止まった。

　恋愛関係において、「釣った魚に餌をやらない」という言葉が使われることがある。付き合いたい人にアプローチしているときは、頻繁にメッセージを送ったり、優しい言葉をかけたり、高級レストランに連れて行ったりしていたのに、付き合い始めたとたんに態度が冷たくなってほったらかし、という人によく使われる。

　好きな人に優しくするのは、ラットがレバーを押す行動と同じだと言っては失礼かもしれないが、恋愛の駆け引きやセックスには喜びを感じるが、相手の幸せには興味がないという人を見ると、思わずレバーを押すラットのイメージを重ね合わせてしまう。

快楽を予期することがドーパミン分泌には重要であることが、これらのことから理解できる。では、予期した結果が得られなかったらどうなるのだろうか。実はこの結果が不確実であるほど、人はハマりやすくなる。

スキナー箱を作ったスキナーは、ラットに餌をやる間隔を四つのパターンで実験した。

①レバーを押さなくても一定間隔で餌が出てくる。
②レバーを押さなくても餌が出るが、不定期で、いつ出るかわからない。
③レバーを押すたびに餌が出る。
④レバーを押すと、出てくるときもあれば出ないときもある。

この四つの中で、④のときに、最もラットがレバーを押す回数が多かった。すぐに欲しいものが得られたときよりも、時々出ないほうが、熱狂して求めてしまうのだ。私の飼っている猫は、普段はそっけないが、時々すりすり甘えてきてとてもかわいい。こんな予期せぬかわいい行動を見せられるのも、不確実な報酬の効果に違いない。

だから、パチンコにハマっている人は、「いつ出るかわからないけど、もうすぐ出るに違いない」と期待して打ち続ける。ガチャを回して目当てのものが出てこなかったときや、UFOキャッチャーでもう少しで取れそうなぬいぐるみがするりと落ちて取り逃がしたとき、何度もチャレンジしたくなるのと似ている。まるでスキナー箱のネズミ状態だ。

外れると悔しい。予想していた報酬が手に入らないと、動物でも人でもがっかりして不快に感じる。何もしなかったときよりも、求めて得られなかったときの方が、血液中のドーパミンレベルが下がってしまい、強い不快感があるからだ。

また、刺激の後に短い時間で報酬が得られると、その行動を学習しやすいこともわかっている。犬に技を習得させようとして、お手をしたら餌をやる、という方法を試したことがある人もいるだろう。お手をした後、さっと餌をやれば早くお手を覚えてくれる。だが、お手をしたけれど30分後に餌が出てきたのでは、犬は、なぜ、今おやつをもらえたのかわからない。

これは、単なる記憶の問題ではなく、脳がきっかけと報酬のセットでインプットしているからだ。実際に、東京大学の柳下祥先生らが『サイエンス』誌に発表した研究では、ラットは刺激を与えてから0・3秒から2秒までの間にドーパミンによる刺激が得られると、シナプスが大きくなって学習が強化されるそうだ。

ドーパミンの欠乏状態で我慢できなくなる

先日、新発売のポテトチップスを買ってみた。期間限定商品で、私が好きなハチミツ系のフレーバーだ。1枚食べたらすごくおいしい。目の前にあるポテトチップスの袋の中には、まだたくさん入っている。もう1枚食べる。やっぱりおいしい。また食べる。うん、おいしい。そのうち近くにあった新聞に目をやりながら、自動的に口に運ぶようになる。味わっているわけではないが、手が止まらない。もはやおいしいとは思っていないのに、私は袋が空になるまでポテトチップスを口の中に入れ続けた。

この私の行動を分析すると、手を伸ばせばポテトチップスという快楽が手に入ると思うから、ドーパミンが分泌されたはずだ。ドーパミンが食べる作業を後押ししてやめられなくしているのだ。

私は初めから一袋全部食べようと思って食べ始めたわけではなかった。数口でやめておこうと思った。それなのにやめられなかったのは、数口で食べるのをやめようとしたら、何か口さみしい感じがしたからだ。

高まったドーパミンは、目の前にある快楽があり続ける限り、高いレベルを保ち続ける。欲しい欲しいと脳が言っているのに手に入らないから、とても不満足な感じがする。その不快感に耐えられなくて、お腹がいっぱいにもかかわらず、あと1枚、あと1枚……と手を伸ばしてしまう。

ビールの一口目、タバコの最初の一服の感動は、初めだけしか得られない。そんなことはわかっているのに、何本もビールを飲んだり、休憩が終わる時間ギリギリまでタバコを吸ったりする。脳はより強い快楽を求めて活動し続けるのだ。

では、なぜ、ポテトチップスを一袋食べ終わった後、店にもう一度買いに行ったりしないでいられるのだろうか？

ポテトチップスを月に1回一袋食べるくらいだったら、ポテトチップスがないとイライラするような状態には陥らない。何か口さみしいなと思っても、何もおやつがないなら仕方ないかと諦めがつく。

しかし、毎晩ビールを1・5ℓ飲んでいる人が、仕事が終わって家に帰り、冷蔵庫を開けたときにビールがなかったとしたら「ビールが飲みたい。買いに行かなくちゃ」と思う可能性が高い。それはなぜだろう？

それは依存のレベルと関係している。

頻繁に快楽刺激を繰り返していると、ドーパミンに対して体が反応しなくなる。そして、欲しいという強い気持ちが抑えられなくなって衝動的に行動してしまうようになる。

アメリカの国立薬物乱用研究所の所長であるノラ・ボルコフ氏は、コカイン、メタンフェタミン（覚醒剤の一種）、アルコール、ヘロインの依存症患者の脳機能画像を解析した。いずれの依存患者も正常に比べてドーパミン分泌が減り、さらにドーパミン受容体が減っていた。つまり、ドーパミンが減る上に、ドーパミンを受けとる力も弱いということだ。この変化は、肥満患者でも認められた。肥満を表すＢＭＩの数値が高くなればなるほど、ドーパミン受容体が少なくなるのだ。

さらに見られた変化は、ドーパミンに関する部分だけではなかった。眼窩《がんか》前頭皮質（ＯＦＣ）という部分の活動も低かった。ＯＦＣは衝動性に関わっているので、欲しいと思ったらそれを我慢することなく衝動的に行動を起こしてしまう。ＯＦＣは、自分にとって価値のあるものを選ぶ能力や思考の切り替えにも関わる部分だ。依存性物質を多く取るほど、ドーパミンが欠乏状態になって不満足を感じるようになり、さらに我慢することもできなくなるというわけだ。

いつも甘いものを食べて肥満になっている人ほど、目の前においしそうなドーナツを見たとき、健康診断を明日に控えていても思わずパクッと食べてしまう可能性が高い。

ボルコフ氏は薬物依存の専門家の立場から、中毒患者だけでなく、食べすぎという誰にでも起こる悪習慣について研究を発展させた。彼女は、「ＴＥＤＭＥＤ」のプレゼンテーションで、依存に陥ることを「ブレーキの効かない車を運転しているようなもの」と言っている。

飲まないことが苦痛になる

「ストレスが溜まるから、お酒をやめるのは無理です」という意見をよく聞く。たしかに酒も甘いものもタバコもドラッグもゲームも、高揚感や多幸感をもたらす。しかし、残念ながらそれは短期的な快楽でしかなく一瞬で消え去ってしまう。ストレスを消したように感じるが、本当は消えてはいない。快楽を感じても、その間、ストレスのことを忘れているだけなのだ。

実はこの一瞬の快楽体験を高頻度で繰り返していると、普段の状態で苦しみを強く感じるようになる。

ドーパミンの他に、神経伝達物質のセロトニンやβ-エンドルフィンといったホルモンが多幸感に関係しているが、これらの物質は、強い刺激によって分泌するのに慣れると耐性がつく。

酒を飲み始めたころは、アルコール度数の低い酒で楽しい気分になる。たまに誰かと会ったときに一杯のビールを飲む程度で満足する。これが、「少量をたしなむ」という状態だ。

酒を飲んだら気分が良くなることを学んだあなたは、ある日、仕事で上司に注意されて落ち込んでいる仕事帰り、コンビニでビールの350㎖缶を買って飲んだ。ちょっとだけいい気分になって眠くなり、早めに眠った。そのまた数日後、少し疲れたからという理由でビールを買って飲む。そんなことを繰り返すうちに、コンビニの前を通ったらビールを買って帰るのが習慣になる。そして、毎日飲んでいるうちにビール350㎖缶では物足りなく感じて、500㎖缶に変更し、1本では足りなくなったら困るからと、数本買うようになる。

この状態になると、上司に注意されたとか、疲れたといったストレス要因は、もはや飲むきっかけではない。幸福感を高めるためではなく、飲まないことが苦痛になっているのだ。

つまり、普段の幸福度が下がり、常に負の状態なので、ちょっとした刺激でも苦痛やストレスを感じやすくなっている。イライラするからお酒を飲むのではなく、毎日お酒を飲む習慣がマイナスの状態を作り出し、イライラさせているのだ。

我慢が依存を悪化させる

冒頭に紹介した患者の多恵は、日ごろのストレスを癒すために家族に隠れてタバコを20年間吸い続けていた。一見すると健康意識が高そうな多恵は、そのイメージを知人にも家族に対しても崩さないように守ってきた。不健康なことをしている自分に後ろめたい気持ちがあったに違いない。理想の自分と現実の自分のギャップに苦しんでいたのかもしれない。

トイレの中だけが、人目を気にせずにありのままの自分でいられる場所という感覚が、もしかしたら多恵にはあったのかもしれない。トイレのドアを開けると、また、「健康的で素敵な奥さん」というヨロイをつけて歩いていく。辛いことがあっても弱音を吐いたりせず、明るく爽やかで健康的な奥さんを演じて生きてきた。それは無意識の我慢だ。

自分の弱さを見せないという我慢、吸いたい気持ちを押し込める我慢、ありのままの姿でのびのびといられないという我慢。そんなヨロイを着た生活が多恵のストレスになって、脳は余計にタバコという快楽で安定を保とうとしていたに違いない。

では、そんなヨロイを着て生きている多恵に、「タバコをすぐにやめてください。私の言うことを守れないなら治療はしません」と言ったらどうだろう（そんな医師は本当にいる）。

患者も頭ではわかっているし正論だけれども、現実を突きつけられてストレスをより強く感じるに違いない。「わかりました！　今から、タバコをやめます」と禁煙を実行できるくらいなら、こんなことにはなっていないのだ。

単なる制限は、ストレスを増幅させて「もっと欲しい」という渇望につながる。快楽スイッチを押したくてたまらなくなる。薬物依存や過食を悪化させる大きな原因は、ストレスだ。仕事で大きな失敗をしたとか、あるいは毎日上司から言われる小言などの慢性的なストレスでも、依存を悪化させる原因となる。幼いころに受けたストレスも大人になってからの依存に影響する。

ストレスによって誘発されるのは、副腎皮質から出るホルモンを調整する因子（ＣＲＦ）だ。このＣＲＦはドラッグ依存になりやすくし、やめていた人を再発させる。

輪ゴムの端を引っ張ると、元に戻ろうとする。快楽を我慢することは、輪ゴムを引っ張っているようなものだ。引っ張れば引っ張るほど、張力が高まり元に戻ろうとする。禁止という行為は、張力をさらに高めることになる。

ある女性は、ダイエットを始めたら、それ以前には気づかなかった近所のパン屋の甘い匂いに気づき、食べきれないほどのパンを一度に買い込んで食べてしまい、余計に体重が増えた。「食べてはいけない」という規制がストレスとなり、よりいっそう食べたい気持ちを増幅させたのだ。

このように、ストレスこそが快楽刺激を求めてしまうきっかけであり、我慢させることは、効果がないばかりか、欲しい気持ちを強めてしまう。

仮に依存の対象となるものを完全に禁止して手が出ないようにしてやめられたとしても、別の依存が起こるだけだ。かつての私の「依存ループ」のように。

「物への依存」と「行為への依存」

ところで、依存には、「物への依存」と「行為への依存」がある。ごく最近まで、タバコや酒、ドラッグなどの物質的な依存と、パチンコや買い物といった行動の依存は、別の脳の仕組みで起こる依存だと考えられてきた。

しかし、最近になって物質的な依存も行動依存と脳の仕組みはほぼ同じであることがわかった。2008年、イエール大学の精神科医マーク・ポテンザ氏は、ギャンブル依存という行動の依存が、コカインという薬物に対する依存と活動する脳の部位がほぼ同じであることを証明した。ギャンブル依存の人がギャンブルのビデオを見たときと、コカイン中毒の人がコカインに関するビデオを見たとき、前帯状皮質と腹内側前頭前野という同じ部分が活動していたのだ。ちなみに、この部分は正常な人が悲しいビデオを見たときにも活動する場所だった。

薬などの治療で一つの依存をやめるのは、たしかに有用なことだ。もし、タバコという物質の依存をやめることができたら、約200種類もの有害物質を体に取り込まなくて済むようになる。それはとても良いことだが、ストレスを何かで埋めようとする考え方が癖になっている限り、物質への依存を断ち切ることができたとしても、何か違うことにハマるという形で依存は続いていく。

「あれが欲しい！」という渇望の苦しみは、強制的に薬で押さえつけたり我慢をしたところで悪化するだけなのだ。

徐々に本数を減らす禁煙法は苦しいだけ

「タバコを1日20本吸っていますが、禁煙に向けて徐々に減らしています」

患者がよく言う禁煙方法だ。また、ニコチンの量を徐々に減らして電子タバコにしたという患者も多い。

徐々に減らすという行為は、たしかに利点がたくさんある。吸いたいけれどあえて吸わないで過ごしてみると、他のストレス解消法が見つかることがある。屋外で新鮮な空気を吸ったり、景色を見ることでもストレスが軽くなることに気づくかもしれない。

また、いつもは30分に1回はタバコを吸いに行っていたのに、1時間吸わないでいられたら、「自分にも行動を変える力があるんだ」という自信につながる。

さらに、吸わないと決めた時間は、「吸いたい」という欲求の強さを実感するはずだ。それまでは、「吸いたい」と思ったら即行動していたので、欲求の強さに気づくことさえできなかったのだ。自分の心にある欲求や衝動に気づくことは、とても大切なステップで自分を客観視するのに役立つ。

しかし、実は、本数を徐々に減らすという方法には、デメリットがある。タバコなどのやめたいものを完全にゼロにした場合は、一定の時期を超えると徐々に渇望が薄れていくものだ。ところが、徐々に減らす方法だと、時々欲しかったものが手に入るので、その度に快楽が脳に刻まれて欲求が一気に高まる。ずっと欲しくて我慢していたものを久しぶりに味わうと、それは、いっそうおいしいに違いない。

日本で初めて禁煙外来を始めた高橋裕子先生によると、ニコチン切れの症状が出るのは、1日の喫煙本数が20本以下になったときだそうだ。1日20本まで減らせたら、そこからは一気に断つのが苦しみの少ない禁煙法だ。

今日は20本、明日は19本、その次は18本などと減らしていたら、毎日ニコチン切れ症状を味わって苦しいだけだということを、覚えておこう。

1日のうち数時間、禁煙タイムを作るという方法を試す人もいる。しかし、実際には、これは一番難しく失敗率の高い方法だ。特に起床してすぐは、夜間に体内のニコチン濃度が下がっていて最も吸いたくなる時間である。昼や夜に再び喫煙してニコチン濃度を上げるので、翌朝のニコチン濃度が一定以上は保たれる。完全にニコチンが抜けきって時間が経つと欲求は薄れていくのだが、抜けきれないために、いつまで経っても朝の1本が欲しいという状態から抜け出せない。こんな苦しみをわざわざ味わうのはお勧めしない。

余談になるが、電子タバコや加熱式タバコは健康リスクが小さくなるというデータはないし、ニコチンを含んでいるものが多いので依存性物質には変わりない。ニコチンの入っていないものを選んで、ニコチン摂取量を減らすことにチャレンジするにはいいかもしれない。

こうしたことは、タバコ以外の依存性物質でも行動でも同じようなことが言える。アルコール、糖質、パチンコなど、過度にならなければそれほど害ではないというものでも、いったん依存になっていると感じたら断ち切るのが一番だ。それにハマり込んだ人がそこからちょっとずつ離れるのは、かえって離脱症状を繰り返して苦しむことになる。

いろいろな依存に共通する離脱症状を紹介しておこう。

・欲しくてたまらない苦しみ（渇望）
・イライラ
・集中力の低下
・落ち着かなさ
・食欲亢進《こうしん》（過剰になること）
・睡眠障害
・肩こり、腰痛、頭痛、耳鳴り、めまいなど

以上、やめたいものをちょっとずつ減らすのは、あまりお勧めではないことを述べた。し

かし、どんな方法であってもやめるためにアクションを起こすことは、そのチャレンジ自体が本当に素晴らしい。行動を起こさない人よりもはるかに先を行っている。徐々に減らす方法で失敗していたと気づいたら、その体験による深い気づきは、次のチャレンジに生かすことができる。

恐怖だけでは悪習慣を断ち切れない

依存しやすい物質や行動について、そのデメリットを伝えることによってやめさせることができると考える人は多い。例えば、スマホ依存であれば、ブルーライトを夜に浴びることで睡眠障害となる可能性がある。そして睡眠不足が続くと、がんや脳卒中などのリスクが上がる。睡眠不足によるデメリットについては、拙著『こうすれば、夜中に目覚めずぐっすり眠れる――医師が教える、薬に頼らない3つの方法』（共栄書房）を参照いただきたい。

このように、何がどのように身体にとって有害なのかを知っておくことはとても大切だ。デメリットが大きいと知れば、やめる気持ちが高まる可能性はある。ただし、恐怖をあおればやめたくなるかというと、それは別問題だ。一般的に人は、ネガティブなことは自分ごととして捉えない傾向がある。一瞬、「それは怖い」と思うかも知れないが、その恐怖は長続きしない。

私は、中学生のころに喫煙に関する授業を受け、真っ黒な肺の写真やウサギの耳にタールを塗りつけて癌を起こさせた写真を見せられたが、大人になるころにはすっかり忘れていた。

健康診断結果を説明するとき、「先生、私の肺、真っ黒になってます?」と患者に聞かれることがある。真っ黒になった自分の肺を見たい気持ちが私にはよくわからない。汚くなった自分の肺を見て禁煙する気持ちを奮い立たせようとしているのかもしれないと勝手に解釈しているが、残念ながら胸部X線でも胸部CTでも肺の色はわからない。

肺の状態を知りたいなら真っ黒になっているかどうかよりも、肺機能検査が役立つのでお勧めする。息を吐き出す能力や肺活量を測定して肺年齢を知っておこう。

一方、生活習慣を改めようという気持ちを一気に高めてくれるのは、身近な人の病気や死だ。脳神経内科の外来をしていると、症状は何もないのに突然、「頭の検査をしてください」と言って受診される方がよくいる。理由を聞くと、「姉が脳梗塞になったから」といった身内や友人の病気がきっかけであることがほとんどだ。

どこかの誰かの不幸は共感しづらいものだが、身近な人の問題は、自分にも起こるかもしれないと考える。地球の裏側で起こっている戦争や飢餓のために行動を起こす人は多くはないが、家族が苦しんでいたら、人は自分のことのように苦しく感じて何らかの行動を起こそうとするものだ。

自分と共通点の多い人ほど、自分と重ね合わせて考えることができる。つまり、一般的なグラフや写真や研究結果を見せて、「あなたにはリスクがあります」と伝えても、心に響く可能性は非常に低い。

かといって、身内や親しい人の不幸を待っていても前に進まない。

では、どうしたらやめる気力が高まるのか？　それは、**「私がどうなりたいか」という自分の中にある理想や希望をはっきりと見つけること**だ。

「肌を若々しく保ちたいから、夜ふかしをやめて7時間寝る」
「孫を抱っこしたいから、タバコはやめる」

なりたい自分を思い描くとワクワクする。心地よい感情は、自分を成長させることを考えてワクワクすることで得られる。その**ワクワク感情は、依存物質に頼らなくてもドーパミンを分泌させる。**悪習慣の罠から抜け出して、良い依存に変化させることができるのだ。

第2章　悪習慣の罠にハマった人たち

1　菜々子の場合（31歳・WEBデザイナー）

チョコレートがやめられない

患者の菜々子は、31歳で広告会社のWEBデザインの仕事をしている。彼女は、最近チーフを任されて多忙な日々を送っていたらしかった。だが、これまでの業務とまったく違い、自分の力不足を感じるばかりだったと、彼女は診察のときに私に話した。とはいえ、仕事は取引先に指定された期日までに間に合わせなければならない。焦りと連日の残業で、菜々子の心と体の疲労はピークに達していた。

「菜々子さん、お客さんからいただいたチョコ食べます？」

　その日も菜々子は残業をしていた。同僚の薫に声をかけられ、パソコンに向かって集中して書類を作っていた菜々子が顔を上げた。時計は夜7時。後ろを振り向くと、アメリカの人気ブランドのチョコレートの袋を持って薫が立っている。

「ありがとう！　ここのチョコレート大好きなの。キャラメル味が最高。あ、これキャラメル味だ！　疲れているときは、こういう差し入れってホントに嬉しい」

「菜々子さん、昨日も遅くまで働いてたでしょ。もらったメールの送信時間が22時回っていました」

「そうなんだよね。今、急な仕事が割り込んできてて結構大変」

「無理しないでくださいね。手伝えることあったら言ってください。最近、取引先の50代の女性が脳出血で入院されたんです。菜々子さんもあまり働きすぎてたら、そんなことになるかもしれませんよ」

　薫とそんな話をしながら、菜々子はチョコレートをパクパク食べ続けた。

「あっ、もうこんなに食べたんですか？　結構甘いから私はこれ以上無理です」

　チョコレートの入っていた金色の包み紙が、いつの間にか机の上で山になっていた。

「この時間にそんな甘いものを食べてたら絶対太るぞ」

　向かいのデスクから声が聞こえた。7つ年上の先輩だ。

「私は貧血だから疲れやすいんです。だから、仕方なくチョコレートを食べてるんですよ」

「仕方なくね」

菜々子はチョコレートが大好きだ。いつもデスクの引き出しにはチョコレートが入っている。最近、嬉しいことに休憩スペースに福利厚生のおやつボックスが設置された。いくらでも食べることができるので、残業のときは自然とそこに足が向いてしまう。これから夕食も取らずにひと仕事するのだから、これがないとやっていられない。おやつを設置してくれるなんて、私たち社員を大切にしてくれるいい会社だと思う。

「今日はチョコレートが夕食ってことにすれば、カロリーオーバーにもならないから大丈夫」

こんなふうに、夕食を作る時間も気力もないときは、おやつが夕食になるのが日常茶飯事だった。

菜々子は、夕方6時を過ぎるころにはいつも強い疲労を感じていた。フラフラして、集中力も切れてくる。毎年健康診断では貧血を指摘されていたので、フラフラしたり疲れやすいのは、生まれつき貧血があるせいだと思っていた。

実は、この疲れやすさは、過労や貧血だけが原因ではない。チョコレートの食べすぎこそが大きな原因である可能性がある。近ごろ、このような疲れやすい女性が増え続けている。

糖質の鎮痛効果

チョコレートの食べすぎは、糖質の取りすぎである。あるブランドのチョコレートは一袋で糖質約１００ｇに相当するものもある。このような過剰な量の糖質を分解するためにビタミンBやCを消費してしまうため、ビタミン不足となる。

ビタミンBは、エネルギーを作るのに必要な栄養素であり、これが足りないと強い疲労を感じる。疲労を感じるだけでなく、神経の働きが損なわれて集中力が低下し、痺れや認知機能の低下、精神的な抑鬱状態、幻覚、痙攣などに発展することもある。

ビタミンCは、体内で40以上の働きをしているが、その一つは鉄の吸収促進である。つまり、ビタミンCが足りないと貧血になる。

足りなくなったビタミンBやCを食事から補うことができれば、大きな問題にはならないかもしれない。しかし、糖質の食べすぎを、菜々子のように食事を抜くことによってプラスマイナスゼロにしようとする人も少なくない。そうすると、必要な栄養素を補いきれない。そのようにして、多くの人、特に若い女性が疲れやすく、貧血の状態になっている。

菜々子は、糖質依存になっている可能性が高かった。本人としては、「疲労回復のため」に食べていると思っているが、それは、欲求を抑えられない自分を認めたくないので正当化しているだけだった。

糖質依存は、砂糖中毒とも呼ばれ、病気として扱われている。1989年にアメリカのキャスリーン・デメゾン博士は、糖質が鎮痛効果を示すことを見つけた。モルヒネと同じμオピオイド受容体に結合するために、痛みを感じにくくするのだ。それだけなら嬉しい効果だが、糖質はドーパミンの分泌を増やす。だから、甘いものを食べるとモルヒネ効果で疲れという苦痛が軽くなり、ドーパミン効果で快楽を感じるのだ。

糖質依存は、人間だけに起こるものではない。ラットに25%の糖液と固形飼料を12時間好きなだけ食べられるようにし、その後、12時間絶食にした研究がある。すると、そのラットは、糖液なしで固形飼料だけのラットに比べて10日間で2倍量のグルコースを摂取した。特に12時間絶食した後の1時間では、過剰な食欲を見せた。

ラットの脳を調べると、ドーパミンD2受容体の数が減っていた。これは、薬物依存症患者と同じ状態だ。ドーパミンが出すぎる状態では、受容体が数を減らしてしまう。受容体が少なくなったら神経のスイッチが入らないので、ドーパミンの効きが悪くなる。すると、ラットは余計にたくさん糖液を飲んでドーパミンを増やそうとする。

砂糖よりも依存性の強い果糖

糖質の中でも、特に果糖には強い依存性がある。糖質依存になっている人の多くが好むのは、加工した食品だ。チョコレートの他にもクッキー、ジュース、ケーキ、糖入りの缶コーヒーなど、身の回りには糖質たっぷりの食品が溢れている。

もし、手元に甘い加工食品があるなら、裏の原材料名を見てほしい。一番初めに書かれてあるのは「果糖ブドウ糖液糖」か、似た名前の糖ではないだろうか？　加工食品に使われる液糖は、コーンシロップを材料にした甘味料だ。家庭で使う白い砂糖の２００倍以上の甘味を持つので、製造業者からするとコスパの良い原材料と言える。

この果糖は、砂糖よりも強力な依存性を持つ。果糖の消費量の世界的な増加と肥満人口の増加は比例している。果糖の肝臓での代謝と脳での働きは、エタノールと驚くほどそっくりだ。

アルコールは飲みすぎると肝臓を悪くするし、脳を麻痺させて人を酔っ払わせたり、脳の萎縮を起こしたりする。こんなことは言われなくても多くの人が知っている。

ところが、お菓子やジュースに入っている果糖も、それと同じような働きをしているのだ。チョコレートを食べてもすぐには酔っ払わないが、肝臓と脳にダメージを与えている。もし、お酒を減らしても中性脂肪が減らないと嘆いている人がいたら、普段食べている甘いものを見直してみてほしい。加工品のおやつを減らせば、ずいぶん数値が良くなるはずだ。

翌朝、菜々子は電車に乗っていた。昨日の睡眠時間は４時間。自宅に帰ったのは、結局、夜11時だった。家に帰ってお風呂に入り、スマホを少し見ていたら、あっという間に深夜2時半。こんな日が続いていた。

フラフラしながら会社に到着すると、エレベーターホールに先輩がいた。「おはようございます」と挨拶をしながら、ちょうど開いたエレベーターに乗り込んだ。だが、動き始めたエレベーターの中で菜々子は、胸がムカムカして吐き気のような感覚を感じ、そのまま倒れてしまった。

気づいたときは、救急車の中だった。病院に着くと、頭部のCTや脳波、血液検査などひととおりの検査を受けた。説明を受けるために診察室に入った。

「頭部CT検査では、特に異常はありませんでした。軽度の貧血がある程度です。ただ、突然、意識を失って倒れるタイプのてんかんである可能性があります。来週、もう一度検査に来てください」

と菜々子は医師から告げられた。

2　哲也の場合（38歳・会社員）

ラーメン好きで肥満

　哲也は、入社当時、わりと細身の方だったそうだ。体重は、今より20kg以上軽かったという。だが、私の病院に来たとき、38歳の哲也の体重は93kg。身長は176cmで、体格指数BMIは30を超えていた。

　適正なBMIは、18・5以上25未満だ。肥満の診断は、日本ではBMI25以上、アメリカでは30以上となっている。肥満の人口は、日本でもアメリカでも年々増加し続けている。肥満が気になる人は、カシオの公式サイトで簡単に計算できるので、ぜひチェックしてみてほしい。

　ある日の朝、哲也は、朝から何度もトイレと玄関を往復していた。出かけようと準備を済ませたところで下腹部がぎゅーっと痛くなってトイレに駆け込むというこのパターンは、毎日のように繰り返されていた。今日は大切な会議があるというのに、特にいつもよりひどい水様便だった。

「昨日のラーメン屋の何かが当たったのかな……」

　トイレを出た哲也は、独り言を言った。重だるい体を感じつつも、いったん腹痛が治ったので出かけることにした。時計を見ると8時半を回っていた。会社の遅刻は免れないが、会議にはなんとか間に合うだろう。

会社に着くと、すでにみんな忙しそうに働いていた。哲也は決まり悪そうに机について、メールのチェックを始めた。「なんとか会議に間に合いそうで良かった。腹も、もう大丈夫だ」心の中でそう思っていると、パソコンの向こうから後輩の隼人が声をかけてきた。

「哲也さん、近くにできた新しいラーメン屋、もう行きました?」

「いや、チェックしてたんだけど、まだ」

「今日のランチで一緒に行きませんか?」

哲也はラーメンに目がない。週に3回はラーメンを食べている。おいしいからというのが理由の一つだが、安くてさっと食べられるのも魅力だ。

就職と同時に九州から出てきてずっと1人暮らしの哲也は、もともと料理が好きだった。料理好きな両親に育てられ、母はよほどのことがなければ必ず栄養を考えた手料理を作ってくれた。父も早く帰った日は、唐揚げやメンチカツなど男子が好きな料理を振る舞ってくれたものだ。釣りに行った日はおいしい刺身が食卓に上った。母の手作りパンも絶品だった。父に魚のさばき方を教えてもらったり、母と一緒にパンを作ったりする時間は、幸せだった。母の日に、自分で作ったパンを両親に食べてもらったことがあった。あのとき「おいしい、ありがとう」と言って食べてくれた母の笑顔が忘れられない。

1人暮らしを始めてから、余裕のある休みの日には、料理をしていた。だが、慢性的に仕事が忙しくなり、手軽に済ませられるラーメン店に寄って夕食を済ませるか、弁当を買って帰ることが多くなった。夜遅く家に帰ったら風呂に入り、缶ビールか酎ハイを飲みながらテレビか動画を見て、深夜1時を過ぎたころ、ソファーで寝落ちすることもしばしばだった。朝食は、通勤途中にあるお気に入りのパン屋で買い、自販機で砂糖入りコーヒーを買って、デスクで食べた。昼食は、カップラーメンか、会社の近くの店のうどんか定食屋とだいたい決まっていた。

こんな生活をしていたら、体重はどんどん増えていくのも仕方ないと哲也は、自分でもわかっていた。これといった趣味もなく、今の楽しみはおいしいラーメン屋を探して食べ歩きすることだった。

先日の健康診断で、肥満と中等度の高血圧を指摘された。そして、肝臓の数値とコレステロールや中性脂肪の数値が高かった。再検査に行くように言われていたが、なかなか病院に行く気になれなかった。行ってもどうせまた血を採られて同じ結果を告げられ、食事に注意するように言われるだけだ。もしくは薬を飲めと言われるだろう。肝臓の数値や、コレステロール、血糖が高いからといって、特に体調が悪いわけでもない。

他にも周りに太っていてコレステロールの高い人はいっぱいいるが、みんな元気に働いているではないか、と哲也は思っていた。なぜ何度も検査をされたり薬を飲んだりする必要があるのか、正直よくわからなかった。仕事を毎日頑張っているのだから、おいしいものを食べてストレス解消して何が悪いんだと思っていた。それほど悪いとは思えなかったし、ダイエットとか糖質制限とかは、ストレスが余計に増えるだけに違いない、と哲也は信じていた。ラーメンやビールは、哲也にとって癒しと幸せを与えてくれる友人のようなものだったのだ。

さて、哲也の状態は典型的なメタボリックシンドロームだった。食事のカロリーが体に必要な量をオーバーし、さらに運動不足、睡眠不足などが後押しして、血液中の中性脂肪やコレステロールなどの脂質成分が増加する。これらの脂肪がエネルギーとして利用されずに肝臓に貯まると脂肪肝になる。

脂肪肝になると、肝臓の機能が悪くなる。肝機能が悪くなると代謝が落ちる。インスリンの働きが悪くなって血糖値が上がりやすくなる。脂肪肝は、進行すると脂肪肝炎になって肝硬変や肝癌になることもある。

さらに余った脂質が体脂肪となり体重が増えると、その分血管には体重の負担がかかるため、血圧は高くなる。

小麦の強い依存性

12時半を回り、哲也は隼人と一緒に会社を出た。向かう先は、豚骨醤油のラーメン店だった。店に入ると哲也は、その店のおすすめラーメンとチャーハンのセットを頼んだ。隼人の倍のスピードで食べ、替え玉を注文した。

「哲也さん、食べすぎじゃないですか？　炭水化物だらけじゃないですか」

「ちゃんと、ネギもチャーシューも乗せてるよ」

「心配だなあ。健康診断の再検査、ちゃんと行ってくださいね。最近、体調悪いんじゃないですか？」

たしかに、隼人の言うとおりだった。朝の寝起きは悪かった。下痢が続いていた。会議中にもお腹がぐるぐると鳴って、トイレに行きたくなった。昼食の後は、眠くなって集中力がまったく続かない。最近は頭痛も起こるようになってきた。何かの病気だろうかと自分でも思っていたところだった。

哲也の食生活の多くを占めていたのは、炭水化物だった。哲也のように毎日の食事の多くを炭水化物で済ませている人は多い。日本人の食生活は、昔から炭水化物が50～60％を占めてきた。弁当一つとっても、半分はご飯が詰められて残りに肉や魚、卵などのタンパク質、そして野菜が入っているのが一般的だ。

ところが、このような食生活が脂肪肝を作っていることに案外気づいていない人が多い。脂肪肝の人は脂肪を取りすぎなのだろうと思う人もいるが、それは間違いだ。炭水化物を食べると、その中の糖質が腸で吸収され、血液中に入り、肝臓で代謝される。その代謝物が中性脂肪である。糖を食べると肝臓で中性脂肪になるのである。作られた中性脂肪は、エネルギーとして使われる。しかし、必要以上に炭水化物を取りすぎていると、余った炭水化物は、肝臓に蓄えられたり内臓の周りに付いて内臓脂肪となったりするのだ。

そして注目してほしいのは、哲也の炭水化物は、小麦由来のものが多いことだ。小麦には、グルテンという成分が含まれている。グルテンは、モルヒネ受容体にくっついて作用する。モルヒネは、ご存じのとおり麻薬の一種である。多幸感をもたらし、使いすぎると耐性ができて効きにくくなる。

小麦もモルヒネ同様、食べると幸せな感覚をもたらしてくれるが、たくさん食べると、もっと食べないと満足しないという状態になる。いわば、「小麦中毒」だ。

太るとわかっていても、パンや麺類を減らすことができない人はたくさんいる。それは、本人の意志が弱いと片付けられる問題ではなく、モルヒネに負けない依存性を持つ小麦という特性が関わっているのだ。

依存性物質である小麦は、さらに「リーキーガット症候群」という病気を引き起こすことがある。リーキーガット症候群とは、下痢や消化不良を繰り返す病気だ。下痢や便秘を繰り返す過敏性腸症候群が有名だが、この中の多くの人がリーキーガット症候群だと考えられている。原因は、腸の粘膜細胞の隙間が緩くなることによって、体内の養分が抜け出したり、腸を流れる毒素が体内に入り込んだりすることである。

また、哲也の症状から考えられるのは、「遅延型食物アレルギー」だ。食事に関するアレルギーの一つだが、一般的によく知られるアレルギーとはちょっと違う。食べた直後に発疹ができて痒くなったり、喘息が出たりするわけではない。それは、「即時型アレルギー」と言って、食べて24時間以内に出現する疾患だ。遅延型食物アレルギーとは食べた後1日以上経過して出現するもので、しかも症状が、頭痛や全身のだるさ、不眠などといった症状のことが多いので、いつ発症したのかが特定しにくい上に、発症したころには数日前何を食べたのかなど忘れていることが多い。そのため、多くの食材の中から原因の食材を特定するのが難しい。

この遅延型食物アレルギーは、多くの人の不調の原因となっている。しかも、好きでよく食べている食材に限って、それにアレルギー反応を起こしてしまうことがある。高頻度に食べるものは、その食材の成分と体が反応して免疫複合体を作る。それが自分の体を攻撃するために起こるという仕組みだ。

数日後、哲也は午後イチのオンライン会議に出席していた。会社の休憩室でカップラーメンとおにぎりを食べた直後、滑り込んでの参加だった。開始早々、部長の話が始まった。いつも聞いている話だ。5分くらいすると退屈して強い眠気が襲ってきた。しかし、ここで寝るわけにはいかない。この会議では、ビデオオンで顔を表示させることは必須で、自分の顔は丸見えなのだ。そう考えていた哲也だったが、意思に反して瞼が徐々に重くなる。

10分後、前のデスクで作業に没頭していた隼人は、「ガーッ」という大きな音に驚いて顔を上げた。向かいのデスクのパソコンの向こうにいる哲也のいびき音だった。テレビ会議システム画面には、頭をのけぞらせて口を開けて寝ている哲也の姿が映し出されていた。

3　こころの場合（23歳・看護師）

スマホでマンガを読むのが好き

こころは、総合病院で働く看護師だ。私も知っている病院だが、こころを診察したときに、彼女の勤務状況を聞くと、大変そうだった。

　こころが、ある日、初めて仕事に遅刻した日のことだった。前の晩はなかなか眠ることができず、ベッドの中でスマホを見ていた。うとうとしたら目が覚めるのを繰り返しているうちに寝入ってしまい、ハッと気づいて時計を見たら始業時間だったというわけだ。

　化粧もせずボサボサの髪で慌てて職場に出てきたこころを先輩ナースの紗江が見て、みんなに聞こえるような声で言った。

「あれ、今来たんだ。さすが、偉い人は余裕あるねー。でもさ、いてもいなくてもそんなに変わらないから、遅刻してもわかんないね」

　もう1人のナースがアハハと笑った。同期の仲間や後輩は、聞かないふりをしたり、下を向いたりしていた。

　1年前から紗江とこころは折り合いが悪かった。それどころか、病棟の看護師全体からこころは避けられていた。原因はわかっていた。ベッドから立ち上がろうとしていた脳梗塞の高齢男性患者を見た紗江が、

「おじいちゃん、勝手に動かないでください」

　と言ったとき、こころは、自分の祖父が注意されたような気がして、つい反論してしまった。

「『おじいちゃん』じゃなくて高柳さんです。それに、動くのは高柳さんの自由だと思います」

その日から、紗江のこころに対する風当たりがキツくなった。周りのみんなも必要なこと以外は話をせず、目も合わせなくなった。

ある日の昼、病棟の休憩室にこころが入ると、それまで部屋の外まで賑やかに聞こえていた笑い声が一瞬で静かになり、みんな下を向いてスマホを見始めた。どうやらこころが入っていないSNSのメッセージグループができていて、そこで会話をしていたらしい。以前、仲の良い同期がこっそりと教えてくれた。こんな地味な嫌がらせが続いている。

この前は、大切な提出書類があるのをこころだけ渡されずに看護師長から怒られたこともあった。もらっていないと言うと、紗江がずっと前に渡していると言う。休憩室に戻ると、こころの荷物の上にその書類が置かれていた。シフトも変だった。病院が救急当番で忙しい日は、必ずこころが夜勤になっていた。

休憩室でみんなが目配せをしたり、スマホを見ながらクスクス笑うのを感じながらお弁当を食べようとした。だが、食欲が湧かない。卵焼きは大きな塊になって喉につかえるようで、うまく飲み込めなかった。

なんとか夕方まで仕事をこなしたが、心身ともに疲れ果てていた。どんなふうにしてアパートに帰ったのかよく覚えていない。ベッドの上に座ると急に体が重くなるのを感じた。強い睡魔が襲ってきて、倒れ込むように体を横たえ眠りに落ちた。

目が覚めると23時だった。体が重たくて起き上がる気がしない。手元にあったスマホを開き、通知が来ているSNSを開いて友達の投稿をしばらく見続けた。その日のニュースをチェックして、今度はマンガアプリを開く。マンガを見ているとあっという間に時間が経ち、その日の嫌な出来事をしばらくの間忘れることができた。

こころはマンガやアニメが大好きだった。自信をなくしていて落ち込むことがあっても、マンガの主人公になりきってその世界に入っているときは、強くなれたような気がした。

こころの父は、朝は早く出かけて夜遅く帰る生活だった。付き合いの食事会が多いらしかった。深夜に帰宅するので夜は顔を合わせないことが多かった。仕事が忙しく残業続きだと言っていた。

母は、こころと同じ看護師だった。こころが中学生になったころから夜勤に入るようになり、すれ違いが多くなった。家族で一緒に食卓を囲むことはほとんどなくなった。たまに父も母も早く帰ると、口を利かずにしんと静まり返った夕食になるか、口論が始まることが多かった。

しかし、家の中の空気が重苦しくても、マンガの中の世界は笑いで溢れていた。こころが将来への希望を持てなくても、マンガを読めば未来に向かって突き進む主人公になりきることができた。

小学生のころからマンガが好きで、小遣いでレンタルコミックを借り、弟と2人で夢中で読みまくったものだった。高校生になると、スマホアプリでマンガを読むようになった。友達に、「これ面白いよ」と勧められたマンガが読みたくなって、マンガアプリをダウンロードしてみたのがきっかけだった。それからというもの、通学時間は必ずマンガを読み、家に帰っても夜遅くまで読んだ。駅のホームでも読みながら歩くこともあり、人にぶつかってヒヤリとすることもあった。マンガを読むだけでなく、SNSや友人とのやりとりなども増えていき、気づけば常にスマホを見ているのが日常になった。

ネット依存の人の脳の状態

私たち人間は、自分では処理しきれないような出来事に出合ったとき、そのストレスから目をそらそうとする。スマホは、嫌なことから意識をそらすのにもってこいのツールだ。私たちは、視覚、聴覚、嗅覚、体性感覚、味覚などのうち、情報の9割以上を視覚から得ている。目から入ってくる情報に、私たちの意識は釘付けになりやすい性質を持っているのだ。

スマホに入っているアプリは、初期設定で入っているもの以外は、自分で選んでダウンロードしている。好きなもので溢れた宝箱のようなものだ。さらにアプリは、通知を（設定オフにしない限り）送ってくる。スマホの画面を見るたびに、「今すぐ見てください」と言わんばかりの通知マークがあるのに気づき、ついそれを開いてしまう。
「その通知があるアプリを開くと何があるのだろう?」と興味を持って引き寄せられるそのとき、ドーパミンが分泌されている。ニュースアプリなら、驚くような事件や誰かの不幸についてて興味をそそられるタイトル付きの画像が示されるだろう。今見る必要はないのに、また自動的にそれを開いてしまう。この繰り返しによって私たちの脳は、スマホに支配されっぱなしになる。

そのうち、特に用事がなくてもスマホを見るのが日課になる。自分から通知を見にいき、ドーパミンを出そうとするのだ。

2012年に中国で行われた研究によると、ネット依存症の人とそうでない人の脳をMRIで調べたところ、眼窩前頭葉、前帯状回、外包、脳梁などの大脳白質で神経ネットワークの統合性の低下を認めていた。この変化は、コカイン、ヘロイン、大麻といった物質への依存症の患者で認められる変化と同じものだ。

先述したように眼窩前頭葉は、やってはいけない行為にブレーキをかける役割を持っている。この部分の神経ネットワークに不具合が起こるということは、ダメだと思っていてもやめられない状態になっていることを示している。つまり、依存や中毒の状態である。麻薬中毒のときに起こる脳の変化が、スマホを見続けるだけで起こっているなんて信じたくはないだろう。多くの人が1日3時間以上もスマホを見続けているのだから。

前帯状回という部分は、共感や感情の調整、選択的注意などに関わっている。依存症になっていると、依存している物質や行為以外のことに無関心になりやすい。明日のために宿題をする、明日の仕事のために早寝をする、といった簡単なことにさえ無関心になって、毎日夜ふかししてスマホを見る方を選んでしまうのは、依存の症状の一つなのだ。

大切な用事や自分の未来のためにすべきこと、さらに大切な人の気持ちにさえ無関心になり、人間関係よりも「依存の対象」にしがみつくのに必死になってしまう。スマホやゲーム機を取り上げた親を殺した中高生のニュースは、全世界で後を絶たないが、これはまさに発達途上の前帯状回に深刻なダメージを起こしていた可能性が高い。

スマホ依存、ネット依存の問題は深刻だ。２０１７年の時点で、厚生労働省は、ネット依存の人口が成人で４２１万人、中高生で93万人と発表した。若い世代のメンタルヘルスの不調が増加しているのは明らかで、米国では10代でうつの診断を受けた人口は7年間で60％も増加した。

この理由としてスマホやパソコンの利用が関係している可能性がある。『スマホ脳』の著者アンデシュ・ハンセン氏は著書の中で、パソコンやスマホを利用する時間が10時間を超えるティーンエイジャーが最も幸せでないと感じているという調査結果を紹介している。

韓国の建国《コングク》大学校で行われた思春期の学生を対象にした調査では、インターネット依存は、うつ病の発症と強い関連が見られていた。そして、嫌なことから逃れようとする危機回避性が強く、自己指向性が低いという傾向が見られた。自己指向性が低いと、目的意識、決断力、責任感などが低くなる。

こころにとってマンガは、初めは趣味だった。紙のコミックで読んでいたときは、少し夜ふかしすることはあっても、明け方になるまで読み続けることはなかった。ところが、いつの間にか好きなマンガを読み終わったら、自動的にSNSや動画のアプリを開くようになった。SNSは、友人の情報やこころが好きなお店の商品が現れ、いつまで見ていても飽きない。たまに自分で投稿すると、それに対して「いいね」が何件ついたのか、どんなコメントが入ったのか見たくなって、何度も自分の投稿を見たりする。次々と興味が移り変わり、没頭する。

いつの間にかこころにとって、スマホは心の安定剤のようになっていた。忙しくて遅く帰宅した日や仕事がうまくいかずに落ち込んだ日は特に、寝床に入る前にマンガアプリを開いてしまう。看護師になってからは毎日忙しく働いているのに、スクリーンタイムは、なぜか毎日4時間を超えている。明日は朝から仕事だから早く寝たほうがいいとわかっていても、毎晩睡眠を削ってスマホを見続けることがやめられない。朝起きるときには、いつも昨日早く寝ればよかったと後悔し、仕事に行くのが億劫になり、暗い気持ちでなんとか体を起こして1日が始まる。今晩こそは早く寝るぞと思いながらできない自分は、本当にダメな人間だと思えてくる。

仕事に遅刻し、休憩室での出来事があったその夜、こころはうたた寝から目を覚ますとベッドの上でぼんやりスマホを見続けた。ニュース、SNS、動画、そしてマンガを読みふける。「そろそろお風呂に入らないと……」そう思いながらもやめられない。やがて時間が過ぎ、途中で時計を見ると深夜3時を回っていた。ちゃんと眠ろうと思って目を閉じても眠れないので、再びスマホを見る。マンガを見たり、うとうとしたりを繰り返しながら時間が過ぎていった。

スマホのアラームが鳴った。朝の7時だった。いつの間にか眠っていた。シャワーを浴びて仕事に行く時間だったが、体が動かなかった。閉じたカーテンから朝の光が透けて見えるが、部屋の中は薄暗い。「もう、どうでもいいや」と、静かで暗い部屋の中で、こころはベッドの上でまたスマホに手を伸ばし、マンガのアプリを開いた。

4　誠の場合（19歳・浪人生）

パチンコにハマる

誠は、19歳の浪人生だ。行きたかった大学の受験に合格できず、高校卒業後、浪人生になった。同級生の友人たちの多くは、現役で大学生になったそうだ。春休みを満喫して旅先からSNSに投稿している写真に写った友人たちの笑顔を見ていると、「あいつらよりずっと頑張ったのに、どうして……」という悔しい気持ちが、何日も消えなかったという。

それでも誠は、これからの1年間で、さらに上を目指すと決意した。見返してやる。1日10時間以上必死に勉強すれば、できるはずだ。

ところが、不思議なことに4月になって予備校が始まると、全然やる気が出なかった。もう、学校に行かなくてもいいのだ。予備校だって行かなくても誰も文句を言わない。朝起きたら家族はみんな出掛けていて、自分が何をしていようが自由だった。

「あと1年もあるんだし、この3年ずっと頑張ってきたんだし、少しゆっくりスタートしてもいいんじゃないかな」

あまり勉強はせずにゲームをしたり、動画を見たりする時間が増えて、夜寝る時間が徐々に遅くなってきた。ある日、朝遅めに起きて予備校に行くと、9時からの授業がすでに始まっていた。今から入るのはなんだか気が進まず、入り口近くで立ち止まっていると、後ろから声がした。

「授業、始まっちゃったな」

どうやら同じクラスの人らしかった。向こうはこちらを知っているようだった。

「次の授業までパチンコ行こうかな。一緒に行く?」

と彼は誘ってきた。誠には、予備校に話せる友人がいなかったので、声をかけられたのが嬉しくて一緒にパチンコに行くことにした。

初めてのパチンコは、全然面白くなかった。わずかな小遣いがあっという間に機械に吸い取られていった。こんなところに通う人の気が知れないと思い、なんとか次の授業の時間までその場所に留まってから、予備校に戻った。

1週間ほどして、また、誠は遅刻した。少し迷ったが、授業に行く気がしなかったので、先日行ったパチンコに行ってみることにした。1時間ほど打ったところで大当たりが出た。誠は興奮した。自分のことがマイクでアナウンスされ、椅子の周りに箱が積み上がっていった。そばを通る人は、うらやましそうに誠を見た。気恥ずかしいような、でも勝者になったような心地よい気分を味わった。

その日は、結局、夕方までパチンコ店で過ごし、限定スイーツや特殊景品を手に入れて帰宅した。考えてみれば受験に失敗してから1か月ほど、こんなに気分が上がったことはなかった。

翌日も、その翌日も誠はパチンコ店に行った。損する日の方が多かったが、また大当たりが来るという根拠のない自信があり、必ず取り戻せると信じて台の前に座り続けた。そして、台の中を落ちていくパチンコ玉を見ていると、なぜか騒音の中なのに安心するようになっていた。

家に帰っても、自分の居場所はない。父と母は、自分が受験に失敗してから喧嘩ばかりしていた。小さいころから母は、誠の教育に熱心だった。家から離れた有名幼稚園に通い、小学校でも夜遅くまで塾に通った。脳の発達に良いからと、特に誠が好きでもないのに習い事は水泳とピアノだった。家にいても食事は、栄養バランスの整った給食のようなメニューだった。スナック菓子は買ってもらえなかったし、アイスはなぜかバニラと決まっていた。

母は、誠が大学受験に失敗してから、近所の人に会いたくないと言って、あまり外に出かけなくなった。誠自身が挫折に苦しんでいたのだが、それを母親に言うことは許されなかった。「あなたが頑張らなかったからでしょう」と言われるに決まっていた。

いつも孤独を感じていた。そんな生活の中で、パチンコをしているときは、誠にとって何もかも忘れて没頭できる時間だったのだ。誠は、何度かこんな生活をやめないとまずいことになると感じ、やめようと努力した。しかし、予備校の授業を受けているとなんだかとても退屈で、無駄な時間を過ごしているように思えてならなかった。朝起きて、予備校に行くような顔をしてパチンコ店に向かう。それがいつしか日常になっていた。

予備校の友人からは、予備校の帰りに食事に行こうと誘われたことがあったが、外食に使うお金があったらパチンコの方がよほど有意義だと思って、理由をつけて断った。

ある日、誠はいつものようにパチンコに行こうと家を出ようとしたが、所持金がわずか500円しかないことに気づいた。まだ来月の小遣いをもらえる日まで2週間もある。このままでは、パチンコどころか昼ごはんも買えない。そんなとき、母から参考書を買うためにもらったお金の入った封筒が部屋にあるのを思い出した。

「参考書は、まだ急いで買う必要はない。パチンコで取り返してからまた買えばいい」

誠は、自分の部屋に戻って机の引き出しに入っていた封筒を鞄に入れると、いつものパチンコ店に向かった。参考書に使うはずだった1万円は、その日のうちに使ってしまった。最後のパチンコ玉が下に落ちて行く瞬間、このパチンコ店がわざと自分に出さないようにしているのではないかとか、機械がおかしいのではないかという考えが湧き起こり、怒りが込み上げてきた。

「クソッ」

思わず台をドンと叩いた。

すると、「お客さん、困りますよー」と男の声がした。やばいと思って隣に立つ声の主を恐る恐る見上げると、店員ではなく同い年くらいの男がニコニコして立っていた。どこかで会ったことがあるような、と考えていると、

「俺だよ、錦野修斗。小学校で一緒だった」

と男は言った。同じクラスに一度だけなったことがある。一緒に遊んだこともあった。

「金がないなら、少し貸そうか?」

と言ってきた。誠は即座にうなずき、修斗から5000円を借りた。その後も度々修斗と同じパチンコ店で会うようになり、何度も金を借りていった。なかなか返すことができずに、会うたびに申し訳ない気持ちでいっぱいになったが、修斗は笑顔で許してくれた。

数日後、誠は調子が良かった。両脇にたくさんのパチンコ玉が入っている箱を積んでいた。夜になって帰りに景品をもらっているとき、修斗がやってきた。修斗の隣には30歳くらいで背が高い男が立っていた。

「飯でも行かないか。この人は仕事の先輩。一緒にどう?」

と言われ、借りを少しでも返すつもりで誘いに乗った。

ところが、連れて行かれたところは食事をするところではなく、薄暗いバーだった。店の

人も客もいない。

「そろそろお金返してもらわないと、困るんだよね」

修斗の顔には、もう笑顔はなかった。

「今返すから。ごめん」

誠が財布にあるお金2万円を出すと、修斗は言った。

「あれ、足りなくない？　貸したのは30万だったよね？」

誠は、ちゃんと覚えていた。借りたのは9万5０００円だ。

「そんなに借りてないよ！」

と言葉を全部言い終わらないうちに、もう1人の男が近づいてきて誠の腹を蹴り上げた。

「うっ」

誠がうずくまっていると、髪を掴まれ、フロアの広いところに引っ張り出された。立ち上がろうとすると、今度は背中から衝撃があり、また倒れた。背中やお尻に何度も痛みが走った。衝撃が止まると、体の大きな男が落ちた財布を拾い上げ、財布に残ったお札を抜き取った。

「また、残りは今度返してもらうよ」

修斗とその男は、財布を床にポイと捨ててバーから出て行った。薄暗いバーの床の上で、誠は黒い塗料が剥がれたテーブルの足をじっと見つめていた。

ギャンブル大国日本は依存者が多い

日本の「ギャンブル等依存症対策基本法」では、「ギャンブル等（法律の定めるところにより行われる公営競技、ぱちんこ屋に係る遊技その他の射幸行為をいう。）にのめり込むことにより日常生活又は社会生活に支障が生じている状態」を「ギャンブル依存症」と定義している。また、米国精神医学会（APA）より刊行される精神疾患の診断基準『精神疾患の診断・統計マニュアル第5版（DSM-V）』では、「ギャンブル障害」と呼ばれているが、依存症の一つとして分類されている。

ギャンブルは、多くの場合は適度に楽しむ程度だが、中には借金を重ねてどうしようもなくなって、人の金銭を盗んだりだましたりするようになる人もいる。大切な予定をすっぽかしたり、会社を休んだりしてまでもギャンブルを優先して、社会的な信用を失うケースも多々ある。2011年には、ギャンブルにハマった大手製紙会社の元会長が、海外のカジノでの負けを埋め合わせるために子会社から106億円もの大金を借入れ、特別背任の容疑で逮捕された事件もあった。

ここまでの額ではないにせよ、お金に困っていないはずの人が会社の金を使い込む場合、裏にはギャンブル依存が潜んでいる可能性がある。

ギャンブル依存症が疑われる人は、日本に約70万人いると言われている。しかし、患者として認定されているのは、わずか3500人しかいない（広報誌『厚生労働』2019年5月号）。アルコール依存が疑われる人は57万人で、そのうちアルコール依存症と認定されているのは12万人である。ギャンブル依存の人の方が多いのに、表に出ていないだけなのだ。また、2014年の時点で、日本のギャンブル依存症は536万人という報告もある。

各種の依存症治療で知られる国立病院機構久里浜医療センターで2017年に行われた調査によると、ギャンブル依存症が疑われた人の中で最もお金を費やしたのは、パチンコ・パチスロで、平均の使用額は1か月に5万8000円だった。

同じく久里浜医療センターで調査された日本を含めた世界でギャンブル依存症と疑われる人の割合は、次のように日本の数値が高い。

日本	2・1％
スイス	1・6％
スウェーデン	0・9％
イギリス	0・8％

福岡県にある通谷メンタルクリニックの森山成彬医師は、１００人のギャンブル依存症患者のデータをまとめ、発表している。一例を示すと、以下のような結果が出ている。

・外来に来た平均年齢　39・0歳
・ギャンブルを始めた平均年齢　20・2歳
・借金を始めた年齢　27・8歳
・外来に来たとき、患者がギャンブルに注ぎ込んだ金額　平均１２９３万円
・同平均負債額　５９５万円

多くの患者がギャンブルをやめなければと思いながらもやめることができないのは、甘いものやタバコ、お酒や薬物と同じように脳の報酬系回路に障害をきたしているからだ。

第1章で述べたように、パーキンソン病の患者にドーパミン受容体を刺激する薬を投与すると、ギャンブル依存症をきたす危険性が高くなる。頻回にドーパミンの刺激を受けていると、自分でドーパミンを分泌する量が減り、ドーパミンを受け取る受容体の数が減ってドーパミンの感受性が減ってしまう。すると、よりいっそうドーパミンが出るような行動を起こ

すようになる。

パチンコをしているとき､脳ではβ - エンドルフィンが分泌される。これはモルヒネの6・5倍とも言われる強さの鎮痛・鎮静効果を持つ。β - エンドルフィンは中脳に作用してドーパミンの分泌を促す。β - エンドルフィンはモルヒネと同様の働きをするが、モルヒネは、社会的な安心感をもたらす。子犬を母親から離すとしばらく吠え続けるが、モルヒネを投与すると子犬が吠える回数が減った。母との別れという苦しみを和らげてくれるのだ。

ギャンブル依存の発症は、ストレスと関係している。未成年者や大学生では、ストレスフルな出来事が前の年にあると、その翌年にギャンブルを含む嗜癖《しへき》行動が多くなっていた。アメリカ人4万2000人の調査でも、ギャンブル依存になっている人の77%が、前の年に大きなストレスを感じる出来事を経験していた。

また、若い男性では、ギャンブル行動が多いほど暴力被害を受ける被害が増えている。ストレスを感じたとき、脳の報酬系回路は快楽を求めるようにできているが、パチンコなどのギャンブルは、特に強い高揚感を与えてくれる。

挫折や不安を感じやすい20歳前後は、自信をなくし、喜びを感じにくくなっている。そんな時期に、パチンコで分泌されるドーパミンによる高揚感と、β - エンドフルフィンによる安心感、そしてこの分野では勝つことができるという（ある種の妄想だが）自己効力感が、さらにこの世界にハマらせる。

日本は、世界有数のギャンブル大国だ。全国に7665軒（2022年12月末時点、警察庁調べ）のパチンコ店が存在し、誰でも簡単に入ることができる。ギャンブルにハマるきっかけはストレスでも、周囲にパチンコ店がないのとあるのとでは、依存になる確率はまったく違うだろう。

自分のギャンブルは依存だろうかと思ったら、**図4**のチェック表で確認しよう。

5　祐介の場合（46歳・会社員）

時計店の女性を観察する日々

妻とまだ幼い娘のいる会社員の祐介は、毎朝、いつものようにスーツを着て、7時30分に家を出ていた。電車に乗り、わざわざ会社から三つ手前の駅で降り、駅ビルの中にあるカフェに入った。それは、ある目的があったからだった。

その時間にカフェに入れば、いつもの席を確保できた。その席は、通りの向こう側にある

図4　日本語版SOGS短縮版

設問1	ギャンブルで負けたとき、負けた分を取り戻すために、またギャンブルをしたことがある。 1. はい　2. いいえ
設問2	自分に賭け事やギャンブルの問題があると思ったことがあるか、その問題を人から指摘されたことがある。 1. はい　2. いいえ
設問3	お金の使い方について、同居していた人と口論となった原因が、主に自分のギャンブルだったことがある。 1. はい　2. いいえ
設問4	誰かからお金を借りたのに、ギャンブルのために返せなくなったことがある。 1. はい　2. いいえ
設問5	ギャンブルのためか、ギャンブルによる借金を返すために、下記のいずれかからお金を借りたことがある。 ①家計　1. はい　2. いいえ ②サラ金・闇金　1. はい　2. いいえ ③銀行・ローン会社　1. はい　2. いいえ

◆判定基準：上記のうち、「はい」が二つ以上あれば、ギャンブル障害を疑う。

[田中克俊「人格障害、およびいわゆるギャンブル依存症の実態と地域ケアの促進に関する研究」(「厚生労働科学研究費補助金障害保健福祉総合研究事業　精神障害者の地域ケアの促進に関する研究　平成21年度分担研究報告書」所収）より]

高級時計店の店内が見える席だった。黒い革のバッグで席を確保した後、コーヒーとドーナツを買って席に戻って腰を落ち着けた。

彼女がその店に出勤するのは、だいたい9時30分ごろだったそうだ。会社はテレワークなので、そこでしばらくメール対応などの仕事をしながら、店内の彼女をカフェから眺めるのがそのころの日課となっていた。

祐介は、高校生のころからたくさんの女性と付き合ってきた。しかし、どんな女性も3か月以上付き合うことができなかった。相手が自分のことを好きで、自分も好きだと思っているのに、付き合ってしばらくすると、別の人が気になったり、相手の嫌なところがどうしても許せなくなったりして、自分から別れを切り出してしまっていた。

そんな祐介が妻と結婚したのは、12年前だった。仕事の取引先で妻と出会った。妻は二つ年上で知的で清潔感がある人だった。だが、自分には釣り合うはずもないと、恋愛対象として見ていなかった。

ある日、妻の方からランチに誘われた。好きな映画が同じで話が盛り上がり、その後たびたび打ち合わせと称して会うようになった。祐介と妻の会社が取り組んでいたプロジェクトが終わったとき、2人は付き合うことになった。お互いに、これからもずっと一緒にいたいと思っていたのだった。2人は、半年間ほど付き合って結婚式を挙げた。

だが、妻が妊娠し、8か月を迎えたころ、祐介は、会社の部下の女性と仲良くなり、付き合い始めた。不倫は良くないと思ったが、たびたび仕事の後は一緒に食事に行くようになり、ついには、仕事が終わると彼女の家に帰るのが当たり前になってしまった。

家に帰ると、妻は大きなお腹を抱えて仕事を終えて、家で料理をしていた。妻は、つわりがひどく、疲れやすいようだったが、仕事の量は変わらず引き受けてこなし、残業もしていた。

一方、自分は、定時で帰ることができたが、妻より早く帰ることは自分のプライドが許さない気持ちがした。妻が第一線で仕事をしながら子供を産もうとしている姿を見ると、なかなか昇進できず給料も安い自分が、ダメな夫と言われているような気がするのだった。

付き合っている彼女の家に行くと、会社での共通の話題を話して笑ったり愚痴を言ったりして、楽しかった。自分自身が認めてもらえる感じがした。しかしそれも数か月のことで、しばらくしたら別れて、また別の人と付き合い始めた。

娘が生まれて家族の在り方が変化し続けても、祐介の恋愛依存は変わらなかった。平日の夜は、別の女性と過ごして、家族が寝静まってから帰宅する生活を続けていた。後ろめたさから、妻のことを正面から真っ直ぐ見ることができなかった。気づくと妻も祐介の方をあまり見なくなっていた。

それでも幼い娘は、休みの日になると、「パパ、一緒に遊ぼう」と駆け寄ってきてくれた。幼稚園のころまでは、夏休みや春休みなどにはちょっとした旅行に連れて行ったりもした。ただ、旅行に出かけても夫婦の会話はあまりなく、子供も楽しそうではなくなってきた。

いつの間にか、母と娘は2人で出かけることが多くなり、祐介は娘と会話することも少なくなった。娘も小学5年生になったので、父親とは話さなくなるような時期なのかとも思ったが、それだけではないような距離感があった。休日の朝は、祐介がいるとしんとして気まずい雰囲気だった。家の中に自分の居場所はなくなっていった。

そんな祐介が時計店で働く女性に出会ったのは、3か月前だった。長く使っていた時計が壊れたので、新しい時計を買いに行ったのだ。良いものを長く使いたいと思い、いろいろな店に行って、さまざまな時計を探しているとき、彼女と出会った。

時計も素晴らしかったが、彼女が時計を自分の手につけてくれるときの優雅な身のこなし、指の動き、綺麗にまとめられた艶やかな黒髪と白い首筋に釘付けになってしまった。なんとかしてまた会いたいと思い、何度も迷っているふりをしてその店に通った。そしてついに、時計を買うとき彼女の連絡先を聞くことができた。

何度か一緒に食事に行くことができたが、その後は、なかなか会えなかった。

「残念ですが、3月いっぱいは忙しくて無理みたいです、すみません」

と絵文字付きで返信メッセージがあった。だが、3月が過ぎても4月が過ぎても、なかなか会ってもらえなかった。

ある日、祐介はどうしても諦めきれずに、時計店が終わる時間に彼女が店から出て来るのを待った。こっそり後をつけ、気づかれないように電車に乗り、自宅の前までついて行った。彼女の仕事が落ち着いたら、この部屋で一緒に過ごせるのは間違いないと思っていた。

メッセージは毎日のように送った。返事は短いが、いつも1日以内には返してくれた。嫌われているとは思えない。

どうしても彼女に会いたいという気持ちを抑えきれずに、ある日店に入ってみた。時計の調子が悪いと言えばいいと思った。店に入ると、彼女はスッと奥に消え、代わりに店長の男性が出てきて時計を見てくれた。彼女の名前を出して、いらっしゃいますかと聞いてみたが、電話の対応中で出て来られないと言われた。

会えないと余計に会いたくなる。祐介は、時計店で働く彼女が見えるカフェを見つけ出し、カフェが閉店になるまで座って時計店の中を見つめていた。

その日の朝、祐介はカフェで彼女が店の中に現れるのを待っていたが、時計店が開く時間になっても現れず、ついに昼になっても姿を見せなかった。休暇を取ることもあるだろうとは思ったが、他の男が家にいるのではないかと急に不安になってきた。

「だから自分に会えないのだ。男が邪魔をしているに違いない」そう思ったら、その考えは確信のようなものに変わった。祐介は椅子からガタンと立ち上がり、彼女の自宅へと向かった。

相手との適切な距離を保てなくなる恋愛依存症

自分の欲望が抑えられずに行動してしまうという執着の強さ、これも一つの依存である。依存症には、ドラッグやお酒やタバコなどの「物質依存」、ギャンブルやゲームなどの「プロセス依存」、そして、恋人や親子などで起こる「対人依存」がある。祐介の場合は、恋愛依存症という対人依存にあたる。

恋愛をしたら、その人と一緒にいたい、自分だけを見てもらいたい、という所有欲が湧くのは自然なことだ。恋人との関わりによって自分を肯定する気持ちが芽生えたり、心の支えになったり、さまざまなやりとりによって精神的に成長することもある。適切な距離を保つことができれば、恋愛はポジティブな結果をもたらす。そもそも、恋愛感情があるからこそ、私たちは人間という種を残していくことができる。

ところが、この適切な距離を保つことができなくなるとさまざまな障害が起こってくる。相手に過度に依存して自分を犠牲にしたり、手に入らないと相手を傷つける場合もある。ふられて無気力になって引きこもったり、自殺を選ぶ場合もある。別れた相手を刺し殺す事件はいつの時代にもあり、後を絶たない。

米心理学者のスタントン・ピールは、1975年に初めて麻薬と同様に異常な恋愛関係もまた、自分を傷つけたり他者を巻き込んだりして危険な行動に及ぶことがあると報告した。

欧米では、恋愛依存に関する数々の研究がある。米心理学者のエリック・グリフィン・シェリーは1993年、人口の5〜15％が依存的な人間関係になる可能性があると言っている。

久留米大学で行われた研究では、恋愛依存傾向を図る尺度を作っていて、その質問表の中で以下の四つの因子を採用している。

① 精神的支え因子
② 恋人優先因子
③ 独占欲求因子
④ セックス依存因子

この論文の中で、①の精神的支え因子は自分を高め、幸福度を上げる良い側面であるが、②③④は恋愛依存症になる要素であると述べている。

さらに恋愛依存症は、性行為への過剰な欲求から不特定多数の人と関係持ったり、既婚者やアイドルだけに興味を示したり、風俗に金銭を浪費したり、ポルノ動画に依存するということもある。性への依存が強すぎることも、恋愛依存の一つとして考えられている。

祐介は、彼女のマンションのエントランスに来た。部屋の番号を知らないので、彼女にスマホで、「今何してるの？　近くに来たから会えないかな？」とメッセージを送った。

10分ほどして、返事が来た。「近くって、どこですか？」と書いてある。

「マンションの玄関だよ」と書いて送った。

数分後、「そこで、待っていてください」と返事が来た。

祐介はしばらく待ったが、彼女の姿は見えなかった。支度に時間がかかっているのかもしれないと思った。エントランスから出て彼女の部屋の窓を見上げた。

しばらく窓を見ていた祐介は、男の話し声がしてふと振り向いた。通りの向こうからこちらに近づいてくる2人の男は、警官の姿をしていた。

第3章　飲酒と喫煙の悪習慣が及ぼす害

アルコール依存だった多恵

入院したその日、多恵は眠れなかった。

病院の夜は騒がしい。廊下の奥のナースステーションからナースコールの音が聞こえ、パタパタと看護師が走っていった。薄暗い病室の中で、隣の人のクックックッと押し殺すような笑い声が聞こえてきた。早い消灯の後、若い患者は動画を見ているのかスマホの青白いライトがカーテン越しにぼんやり光っていた。

明け方になってやっと眠りについたころ、今度は不快な感覚で目が覚めた。全身に汗をかいていた。今まで経験したことのないようなすごい汗に多恵はびっくりしていた。これも脳出血の症状なのかと思う。

静かな病室の中で、他の人を起こさないように小さな縦型のロッカーを開けて、そっとボストンバッグを開けた。見舞いに来てくれた娘が選んで入れてくれた下着とパジャマを出して、カーテンの中で着替えた。びっしょり濡れたパジャマと下着をどうしようと考え、床の上に置いたとき、誰かが起きてスリッパを履く音が聞こえてきた。多恵はほとんど眠れないまま朝を迎えた。

まったく食欲などなかったが、ベッドの上の台にはお盆に載った朝食があった。家族に朝食を作らなくて良い朝なんて何年ぶりだろう。家族旅行などを除いて、誰かに朝ごはんを作ってもらって食べるなんて結婚以来なかった。

箸を手に取った。すると手がプルプルと震えているのに気がついた。麻痺が悪化しているのではないかと思い、慌てて箸を置いて両手をグーパーしてみると、それはできた。

私が朝食の終わりそうな時間に病室に行ってみると、多恵は疲れた顔で私に言った。

「先生、ほとんど眠れませんでした。寝汗がすごかったんです。それから、手が震えます。脳出血がひどくなっているんじゃないですか？」

私は多恵の顔を眺め、話を最後まで聞き終えてから、もう一度、昨日初めて病院に来たときと同じように手足の動きや感覚を調べる診察をした。そしてベッド脇に座り、こう言った。

「多恵さん、脳出血の症状は昨日と変わっていません。おそらく、今起こっているのはアルコールの離脱症状だと思います」

　脳出血は、脳の中で出血を起こした部位によって症状がまったく違う。多恵のように手足の筋力が低下する場合もあれば、手足の感覚がわからなくなったり、逆に強い痛みを感じる場合もある。認知機能が低下して、記憶できなくなったり人の話が理解できなくなったりする場合もある。呂律《ろれつ》が回らなくなったり、まったく喋れなくなったりすることもある。他にも脳の神経細胞は場所によって働きが違うため、どこに出血が起こるかによって起こる症状はまったく違うのだ。

　そして、発症して間もないうちは、出血が止まらなければ症状がみるみる悪くなり、意識障害や命を落とすこともある。だから、症状が翌朝になったら大きく変わっていることも稀ではない。幸い、多恵の出血は来院したときから増えることはなかったと見えて、症状の進行は見られなかった。

　だが、多恵にはアルコール依存があった。毎日ワインをグラス3杯以上飲んでいたので、300㎖以上にはなっていたと思われる。厚労省が発表している女性の適切な1日あたりの飲酒量は1ドリンクだ。1ドリンクはアルコール10gを指す。ワインなら100㎖、ビール250㎖、日本酒0・5合弱、焼酎50㎖、ウイスキー30㎖にあたる。男性なら2ドリンクなので、これらの2倍量となる。女性が男性より許容量が少ないのは、アルコールによって乳癌などの身体障害リスクが高まりやすいから、そして女性の方が依存症になりやすいからだ。

女性は脂肪組織が多いことと、女性ホルモンの影響でアルコールの代謝が男性より遅くなるため、血液中にアルコールが長く留まる。その結果、酔いやすく、臓器も障害されやすくなるのだ。

飲酒量が適量の3倍を超えると多量飲酒で、依存症になるリスクが高まる。多恵は1日300㎖以上のワインを飲んでいたので3ドリンク以上になり、多量飲酒を続けていたことになる。女性の適量の3倍だ。

多量飲酒の人が飲酒をやめると、アルコールの血中濃度が下がった場合に離脱症状を起こすことがある。症状は、イライラしたり、過剰に落ち込んだりして感情が不安定になること、手足が震える、寝汗をかく、小さな虫などの幻覚を見るなどがある。

離脱症状には、お酒を飲まない時間が数時間から20時間くらいで出てくる「早期離脱症状」と、2、3日後に出てくる「後期離脱症状」がある。一般的に後期離脱症状の方が激しく興奮したり、高熱を出すこともあるため、注意が必要だ。

ストレスと疲れを癒した1杯のワイン

多恵の飲酒が増え始めたのは、2人目の子を出産した後だ。もともと夫もワインが好きだったので、よく2人でお酒を楽しんでいたが、夫が飲まない日は特に飲みたいと思うこともなかった。息子が生まれるまでは、子供が欲しいという気持ちもあって飲酒は控えめにしていた。

息子が保育園に行くようになり、仕事に復帰すると徐々に飲酒が増えていった。仕事帰りに保育園に寄って自宅に帰ると、上の娘が1人で小学校から帰り、お腹を空かせて待っていた。これから夕食を作って、子供2人のお風呂、寝かしつけ、食事の片付け、洗濯などが始まると思うと、日中の仕事の疲れがどっと襲ってくるように感じた。

夫の帰りは遅く、朝起きるとせっかく作った夕食がそのまま食べられずに冷蔵庫に残っている日も多かった。朝起きても、多恵の方を見ることもなく、すぐに家を出ていく。

夫には一度話をしてみた。思ったより仕事と2人の子育てが大変だということを。夫の口から出た言葉はこうだった。

「どこのお母さんもみんなそうやって頑張っているんだよ。そのうち慣れるよ」

翌日、いつものように家に帰るときに、コンビニでワインを買ってみた。1杯飲んで疲れを紛らわせようと、夕食を作りながらワインを1杯飲んでみたら気分が少し明るくなる気がした。

一度開けたワインは早めに飲んだ方がいいから飲んでしまおう、今日は疲れたから飲もう、などと理由をつけて飲んでいるうちに、毎日飲むのが当たり前になった。1日グラス1杯だったワインは、2杯、3杯と増えていった。

飲みながら食卓で眠ってしまい、子供に起こされることもしばしばになった。酔いつぶれてソファーでそのまま朝まで寝てしまい、前の日のぐちゃぐちゃの部屋を片付けないまま、子供たちに朝ごはんを食べさせて出勤するようになった。

ある日、夫の両親から午後に連絡があり、近くまで来たからこれから家に来るという。多恵の仕事からの帰宅と同時に、夫の両親が揃って家にやってきた。そして、なぜかこんなときは夫の帰りも早い。普段はみんなが寝静まってから帰るのに。

玄関を開けると、夫と夫の両親の前に広がった光景は、散らかしっぱなしの部屋、溜まったワインの空き瓶という、多恵が最も人に見られたくない状態の部屋だった。慌てて片付けて、夫の母と一緒に夕食を作り、家族みんなで食事をした。

夫の両親は優しく、多恵を責めることはなかった。子育てと仕事を頑張ってきた私をいつも認めてくれていた。夫が入浴している間に夫の両親に今の気持ちを話してみた。夫の帰りが毎日遅く、子育ても家事も一人でやっていること、口を利いてくれないこと、それがとても辛いということを。辛い気持ちをきっとわかってくれるだろうと期待して話したのだが、夫の母はこう言った。

「実はね、最近あの子がうちに帰ってきて、多恵さんが酔いつぶれていて、部屋も散らかりっぱなしだから、家に帰りたくないって言ってたのよ」

ショックだった。「大変ね、私からきつく言っとくわ」などという言葉を期待していたのかもしれない。少なくとも同じ母親なら同情の言葉が返ってくると思っていた。このとき多恵は、自分は本当にひとりぼっちなのだ、自分の味方はいないのだ、と思った。

「誰も私の寂しさや苦労を理解してくれない。お酒がなければ、こんな毎日を乗り越えることなんて、とてもできない」

それからの多恵は、ますますお酒を飲むようになった。強いお酒が欲しいと思うようになって、ウイスキーや焼酎も買うようになった。

しかし、毎晩飲み始めてしばらくは、楽しい気分でいられるが、時間が経ってくると、子供たちが部屋を散らかしたり、言うことを聞いてくれないことにイライラするようになった。しだいに自分でもどうしようもないくらい怒りの感情が湧いてきて抑えられなくなるのだった。

幼い息子が料理を残すと、「せっかく作ったのに、なんで食べてくれないの！」と大声を出して料理ごと皿を壁に向かって投げつけたこともあった。

そんなことをした後は、多恵は自分のことが本当に嫌になった。投げつけたプラスチックの皿や料理を片づけながら、「こんな自分は母親失格だ。もう生きていても仕方ない」と思うのだった。

あれからずいぶん経ち、子供たちも大きくなって手がかからなくなったが、飲酒の習慣は変わらなかった。それどころかどんどん増えていた。

入院して3日目、多恵はようやく少し夜眠れるようになってきた。手の震えやイライラはまだあるものの、少しずつ落ち着いてきている。後期離脱症状と呼ばれるような興奮状態にはならずに済んだようだった。

昨日は、娘が仕事帰りに来てくれて、仕事の仲間も心配して来てくれた。アルコール離脱の心配があったため、ナースステーションの近くにある個室に入れられていて、数分の面会しかできなかったが、心配して来てくれたのは嬉しかった。

今日は誰も来ていない。夫とは昨夜電話で少し話をしたが、大阪にいる息子からは連絡もない。やっぱり私は、あまり家族から必要とされてないのかもしれない。必死で家事と仕事をやってきた私の毎日は、意味のないものだったのかもしれない。「まともな母親じゃなかったんだし、こんな目にあっても仕方ないか。自業自独かな……」と、多恵は悲観的な気持ちになっていた。

ある日、リハビリを終えて病室のベッドに戻ると、息子がベッド脇の椅子に座って多恵を待っていた。息子は多恵に気づくと、顔をぱっとあげた。そしてすぐに下を向いてボソボソと言った。

「遅くなってごめん。父さんにさっき脳出血で入院してるって聞いて、慌てて新幹線で帰ってきた。具合はどうなの？」

ぶっきらぼうな言い方だが、本当に心配してくれていたのが伝わってきた。息子は、こんな母親でも立派に育ち、毎日頑張っている。連絡をしていないのは私だった。1人で勝手にすねていた自分が恥ずかしくなった。

多恵は涙が出てきて、止まらなかった。

「うん、脳出血って言ってもね、手足もちゃんと動くし、どこも痛くないよ。心配かけてごめんね。ごめんね」

多恵は思い出した。2人の子供が幼いころ、酔っ払って怒りが抑えられず大声で2人を叱り飛ばしたことを。「お母さん、ご飯を残してごめんなさい」と言って、息子が泣いて謝っていたことを。

自分のアルコール依存で息子に辛い思いをさせていたということに気づき、申し訳ない気持ちでいっぱいになった。

「泣かなくていいよ、大丈夫そうで良かった」

と微笑む息子を見ていたら、多恵はますます涙が止まらなくなるのだった。

酒好きとアルコール依存症の違い

多恵は、病室の窓から外を眺めていた。5月半ばの病院の庭には、黄緑色の芝生が広がっていた。その中には人が歩ける通路があり、その両側にはベンチがあった。お年寄りが杖で歩くのを、理学療法士がそっと支えるようにして一緒に歩いている姿が見えた。

脳出血で入院した日は、まだ肌寒かったが、この1週間でずいぶん暖かくなった。動きにくかった多恵の左手の筋力は、少し改善を見せていた。

「あのお年寄りも入院したときは、あんな風に歩けなかったのかもしれない」と多恵は思った。人の体というものは、成人した後は老化していくばかりで、努力して機能が改善するなんて考えたことはなかった。

55歳になる多恵は、近ごろ歳をとったと感じることが多くなっていた。白髪のないのが自慢だったが、鏡を見るたびに白髪が増えてきたので、昨年から染めるようになった。しわも増えた気がしていた。この前の健康診断では、身長が前年より低くなっていた。こういう場合、骨密度が低下している可能性があるらしい。物忘れも増えたし、脳も小さくなってきているのかもしれないと、多恵は自分の老化を感じていた。

それでも、多恵の体は回復する力を持っていた。多恵は動きにくかった左の手足を動かせるようになった。早期に開始したリハビリテーションの効果だった。

「リハビリテーション（Rehabilitation）」とは、「再び」という意味の「Re」と、「適した状態」という意味の「habilis」からできた言葉だ。筋力をつけたり、身体機能を高めることではなく、その人の年齢に適した状態に体を戻していく方法なのだ。脳出血や脳梗塞では、多恵のように状態が元に戻る人はそう多くはない。たまたま出血部位が症状の出にくい場所だったことや出血量が少なかったことが幸いした。

多恵の脳出血の原因となったのは、喫煙と高血圧、そして多量飲酒だった。気づかないうちに、多恵はじわりじわりとアルコール依存症になっていた。

ふと多恵は、疑問に思った。

「なぜ、私はアルコール依存症になったのだろう?」

私が病室に行くと、多恵は窓辺の椅子に座って外を見ていたが、私を見ると言った。

「私、お酒が好きで楽しんで飲んでいるつもりでした。それがどうして、依存症になるんでしょうか?」

好きで酒を飲んでいる人は、世の中にたくさんいる。たしかに、手が震えたり、寝汗をかいたりしたが、多恵は、依存症と言われてもピンと来なかった。家に帰ってまた飲んだとしても、いつでもやめる自信があった。そもそも、好きで酒を飲んでいる人と、アルコール依存症の人は、どこが違うのか。

私は、多恵の問いかけには答えず、逆に質問した。

「そうですね……。多恵さんは、お酒を毎日飲む習慣は自分にとって良いことと思いますか？　悪いことと思いますか？」

「良いことではないと思っています」

「では、悪い習慣ですか？」

「大好きなワインのことをそんな風に言いたくないですけど、入院するくらい体を悪くしているからやっぱり悪い習慣でしょうか」

「お酒を飲むのは良くないと思ったことはありますか？」

「ありますよ。娘や息子に八つ当たりしちゃったときとか、ソファーで寝てしまったときとか。そんなときは、もう飲むのをやめようって思います」

「でも、やめられなかったんですね」

「そうですね。翌日になったら少しだけならいいかと思って、また飲んでいました」

そこで、私はこう説明した。習慣には、「良い習慣」と「悪い習慣」がある。そして、悪い習慣の中でも「自分でコントロールできる状態」と、「自分でコントロールできない状態」

がある。このコントロールできない状態を「依存」とか「嗜癖《しへき》」と呼んでいる。そして、この「依存」が診断の基準に当てはまったときに、「依存症」という病気としてみなされる。

ちなみに、米国の精神疾患の診断基準「DSM-V」では、2013年から「アルコール依存」という言葉は廃止されて「アルコール使用障害」という名前に変わっている。

アルコール使用障害かどうかを自分でチェックするのに役立つ「AUDIT（飲酒習慣スクリーニングテスト）」という質問票がある（図5）。WHOが作った信頼できるチェック方法だ。スマホでチェックできるサイトもある。質問は10項目あり、選択肢から最も近い回答を一つ選んで各点数を合計する。

多恵にテストに答えてもらったところ、31点だった。15点以上で依存が疑われると書いてあるので、依存症で間違いなさそうだった。

多恵はさらに私に質問をした。

「タバコはどうですか？　お酒よりもむしろタバコの方がやめられなくて困っていました」

「TDS」で検索すると、ニコチン依存症をチェックするサイトがある（図6）。こちらも多恵にやってもらった。これは10点満点で、5点以上でニコチン依存症と診断される。多恵はちょうど5点だった。

「二つも依存症があるなんて、前途多難ですね」

体調も良くなって、気分が少し明るくなってきていた多恵だったが、依存症を持つ自分について考えていると、また気が滅入ってきたようだった。

だが、自分が依存の状態であるということに気づくことが、治療の大きな分岐点になる。認めたくない気持ちは誰にでもあるが、それを乗り越えて受け入れることができなければ、そこから抜け出すことはできない。

タバコと酒の依存の強さと健康への害

多恵がスタートラインに立つことができたことを、私は本当に嬉しく思った。慌てて進めると失敗する。じっくりとこれから取り組もうと心に決め、多恵と向かい合った。

「いきなり二つの依存症から抜け出そうと思っても、とても苦しいと思います。順番に進めて行きましょう」

まず、悪い習慣をやめるために最初に必要なことは、「なぜそれをやめたほうがいいのか」という理由を知って、心から納得することだ。頭で理解するのと、「腹落ち」する、つまり、しっかりと納得することはまったく違う。

例えば、人は、好きな人については、相手の悪いところはなるべく見ないようにしがちで、無意識に良いところばかりを見てしまう。それと同じで、依存している酒やタバコについて

<table>
<tr><td>9</td><td>あなたの飲酒のために、あなた自身か他の誰かがけがをしたことがありますか?</td><td rowspan="2">【質問9、10の点数換算】
0点　ない
2点　あるが、過去1年間にはなし
4点　過去1年間にあり</td></tr>
<tr><td>10</td><td>肉親や親戚・友人・医師あるいは他の健康管理にたずさわる人が、あなたの飲酒について心配したり、飲酒量を減らすように勧めたりしたことがありますか?</td></tr>
</table>

判定結果

あなたの得点は＿＿＿＿＿＿点

得点が高いほど依存の度合いが強いことになります。

【0〜7点】問題飲酒は無いと思われます。今のままお酒と上手に付き合っていきましょう。

【8〜14点】問題飲酒はありますが、依存症には至っていません。減酒目標を立てて飲酒日記をつけることで、減酒に取り組んでいきましょう。

【15〜40点】依存症が疑われます。可能であれば精神保健福祉センター等と連携し、専門医療機関での治療を受けることが望ましいです。

［厚生労働省「e-ヘルスネット」などより編集部作成］

図5　飲酒習慣スクリーニングテスト（AUDIT）

<table>
<tr><td>1</td><td>アルコール含有飲料をどのくらいの頻度で飲みますか?</td><td>0点　飲まない
1点　1か月に1度以下
2点　1か月に2～4度
3点　1週間に2～3度
4点　1週間に4度以上</td></tr>
<tr><td>2</td><td>飲酒するときには通常どのくらいの量を飲みますか?
※日本酒1合＝2ドリンク
ビール大瓶1本＝2.5ドリンク
ウィスキー水割りダブル1杯＝2ドリンク
焼酎お湯割り1杯＝1ドリンク
ワイングラス1杯＝1.5ドリンク
梅酒小コップ1杯＝1ドリンク</td><td>0点　1～2ドリンク
1点　3～4ドリンク
2点　5～6ドリンク
3点　7～9ドリンク
4点　10ドリンク以上</td></tr>
<tr><td>3</td><td>1度に6ドリンク以上飲酒することがどのくらいの頻度でありますか?</td><td rowspan="6">【質問3～8の点数換算】
0点　ない
1点　1か月に1度未満
2点　1か月に1度
3点　1週間に1度
4点　毎日あるいはほとんど毎日</td></tr>
<tr><td>4</td><td>過去1年間に、飲み始めると止められなかった事が、どのくらいの頻度でありましたか?</td></tr>
<tr><td>5</td><td>過去1年間に、普通だと行えることを飲酒していたためにできなかったことが、どのくらいの頻度でありましたか?</td></tr>
<tr><td>6</td><td>過去1年間に、深酒の後体調を整えるために、朝迎え酒をせねばならなかったことが、どのくらいの頻度でありましたか?</td></tr>
<tr><td>7</td><td>過去1年間に、飲酒後、罪悪感や自責の念にかられたことが、どのくらいの頻度でありましたか?</td></tr>
<tr><td>8</td><td>過去1年間に、飲酒のため前夜の出来事を思い出せなかったことが、どのくらいの頻度でありましたか?</td></tr>
</table>

図 6　TDS ニコチン依存度テスト

すでに禁煙を始めた方は、禁煙する前の状態に照らしてお応えください。

	設問内容	はい 1点	いいえ 0点
問 1	自分が吸うつもりよりも、ずっと多くタバコを吸ってしまうことがありましたか?		
問 2	禁煙や本数を減らそうと試みて、できなかったことがありましたか?		
問 3	禁煙したり本数を減らそうとしたときに、タバコがほしくてほしくてたまらなくなることがありましたか?		
問 4	禁煙したり本数を減らしたときに、次のどれかがありましたか?（イライラ、神経質、落ちつかない、集中しにくい、ゆううつ、頭痛、眠気、胃のむかつき、脈が遅い、手のふるえ、食欲または体重増加）		
問 5	問 4 でうかがった症状を消すために、またタバコを吸い始めることがありましたか?		
問 6	重い病気にかかったときに、タバコはよくないとわかっているのに吸うことがありましたか?		
問 7	タバコのために自分に健康問題が起きているとわかっていても、吸うことがありましたか?		
問 8	タバコのために自分に精神的問題（※）が起きているとわかっていても、吸うことがありましたか?		
問 9	自分はタバコに依存していると感じることがありましたか?		
問 10	タバコが吸えないような仕事やつきあいを避けることが何度かありましたか?		
合計			

※禁煙や本数を減らしたときに出現する離脱症状（いわゆる禁断症状）ではなく、喫煙することによって神経質になったり、不安や抑うつなどの症状が出現している状態。

［厚生労働省「e- ヘルスネット」より］

も、良い面だけではなく、悪い面も目をそらさずに真正面から見て、受け止めることが必要だ。

多恵は入院して7日目だが、まだタバコを吸いたいと思っているようだった。だが、敷地内は禁煙であり、そもそも、病院を出てタバコを買いに行くことができないので、吸う場所があっても吸えない。

「吸いたい気持ちってなかなか消えないですよね。私も以前吸っていたからわかります。多恵さんの言うとおり、タバコは、とても依存性が強いのでやめにくいものなんです」

タバコに含まれるニコチンの依存性については、麻薬と比較してみるとその強さがわかる。使用者における依存性は、次の順になる。

ニコチン＞ヘロイン＞コカイン＞アルコール＞カフェイン

ニコチンがヘロインやコカインより依存しやすいものとは、多恵は知らなかった。さらに、ニコチンはアルコールやコカイン、ヘロインよりも超過死亡数が高い。つまり、使用したことによって病気になって死ぬ確率が非常に高いということだ。たしかに日本では、年間12万人以上が喫煙が原因で亡くなっている。

「じゃあ先生、健康に悪いのはアルコールよりニコチンなんですね」

タバコはやめてもお酒はやめたくない、多恵はそう思っていた。

「残念ながら、そうとも言えません。離脱症状や急性の中毒症状は、アルコールの方が強く出るのです」

たしかに、タバコを吸えないとイライラしたり便秘したりはする。それでも手が震えたり寝汗で起きたりはしなかった。多恵は、もし自分が幻覚や錯乱状態になっていたらと思い、ゾッとした。

「酒は百薬の長」などと言われるが、それは中国の新《しん》という王朝の皇帝が言った政府の専売事業に関するキャッチコピーだったと言われている。「徒然草」では、酒について「百薬の長とはいへど、万《よろづ》の病は酒よりこそ起れ」と書かれている。

実際に少量の酒を飲む人は長生きというデータがあった。2006年に、1ドリンクをアルコール10gとして、男性なら1日4ドリンク、女性なら2ドリンクまでの飲酒量なら、多い方が死亡率は減る、という研究結果が出て大きく取り上げられた。4ドリンクというとビールなら800㎖である。

グラフの縦軸に死亡率、横軸に1日の飲酒量を取ると、大量飲酒では死亡率が高く、飲酒量が減るに従って死亡率が下がるが、飲酒量がまったくのゼロだと逆に死亡率が上がるという J型のカーブを描くことから、「Jカーブ効果」と言われた。

だが、この研究では、過去に多量に飲んでいたが現在は飲んでいない、という人は、飲んでいない方に含まれている。つまり、例えば飲みすぎで心筋梗塞や脳梗塞などの病気になり飲めなくなった人が多いと、飲んでいないが健康状態が悪いとみなされてしまっている。

厚生労働省の同じ２００５年の調査によると、週に３回以上飲酒している人の割合は、20代が一番少なく、30代、40代と年齢が上がるほど、飲酒が習慣になっている。そして、60代からは、割合が下がっていく。これは、酒を飲みすぎた人が病気で飲めなくなったり、中には早死にしたりしたことにより、飲酒量が減っている可能性がある（図7）。

その後、２０２２年に飲酒量と健康について解析方法を変えた別の調査では、酒は飲まない方が最も心筋梗塞や脳梗塞になりにくく、飲酒量が増えるほど病気になる傾向が出ている。１９５か国の研究で、脳卒中やがんを含むすべての健康障害は、飲酒量ゼロが最もリスクが低いという結果も報告されている。

アルコールの脳への影響

「お酒は薬じゃなくて、毒なんですね……」

と多恵はつぶやいた。

図7　飲酒習慣の状況（性、年齢階級別）

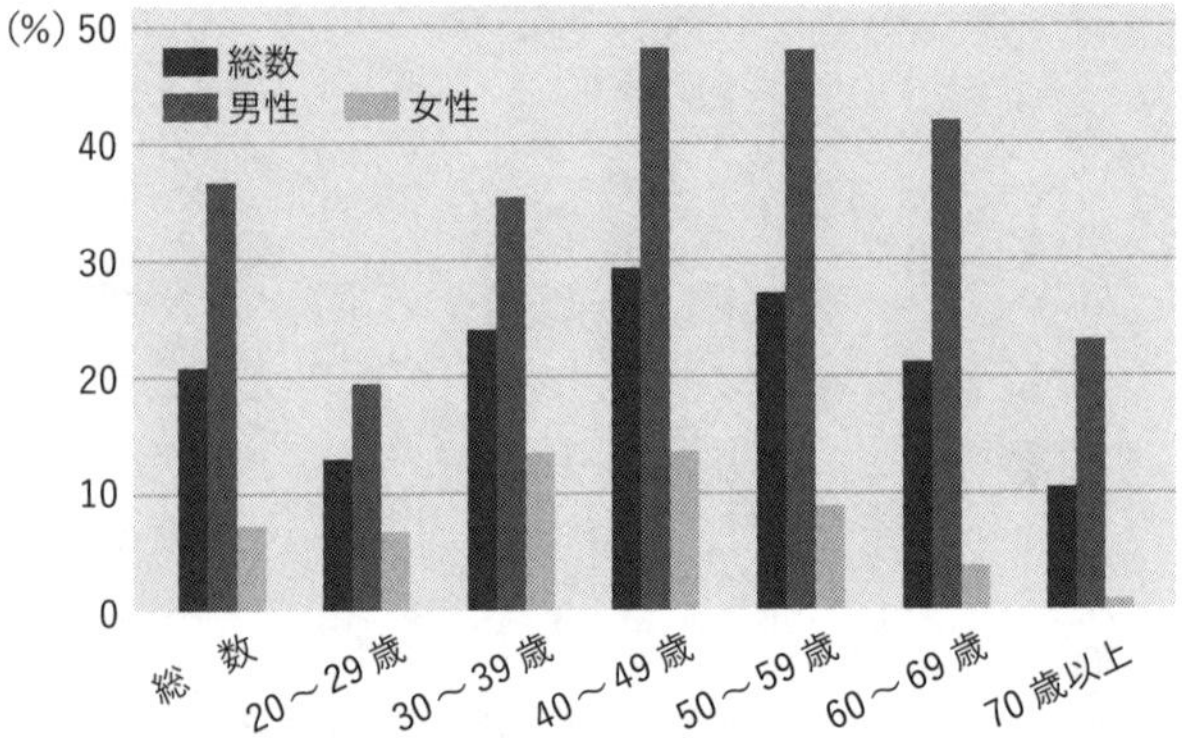

※週3日以上で、清酒に換算し1日1合以上飲酒する者を飲酒習慣者としている。

［厚生労働省「平成17年国民健康・栄養調査」より］

飲みすぎは、心筋梗塞や脳梗塞などの病気のリスクを高める。アルコールは血液をサラサラにすると誤解している人もいる。本格焼酎と泡盛には、血栓の溶解に関わる酵素の分泌、活性を促す作用があるという研究結果があり、それも根拠になっているようだ。

だが、酒を飲むと血液はサラサラではなくドロドロになる。飲酒後約4時間で血液が凝集しやすくなり、血管が詰まりやすくなる。アルコールの成分であるエチルアルコールは、インスリン抵抗性を高めるので、血糖値も上げやすくする。つまり、糖尿病や肥満にもなりやすくなる。

「でも先生、私は脳出血なので、脳の血管が詰まったのではなくて破れたんですよね。これはどうしてなんでしょうか？」

　アルコールは、血圧を上げるので、高血圧により脳の血管が破れて脳出血を起こすことがある。アルコールを飲んだ直後は、血管が広がり血圧はいったん下がるのだが、その後アルコール血中濃度が下がり始めると血管が縮んで血圧が上がる。

「アルコールが血圧を上げるメカニズムは他にも、血管の壁をアルコールが損傷するからとか、血圧を感知する神経が障害されて血圧のコントロールが困難になるとか、体重が増加するからなども考えられています」

「アルコールで体重も増えるんですか？　ビールは糖質ゼロにしてましたし、ワインもそんなにカロリーないと思っていましたけど」

「アルコールにもカロリーはありますよ。１gあたり7・1キロカロリーです。糖質が１gあたり４キロカロリーなので、結構ありますよね」

「だから、私のウエストはどんどん大きくなっているんですね」

「そういえば、多恵さんの検査結果を見ましたが、肝臓の数値が高かったですね。おそらくアルコール性脂肪肝になっていると思います」

　多恵は、毎年の健康診断で脂肪肝と言われていたようだ。外見は痩せているのに中性脂肪も高かったのは、酒のせいだった。脂肪肝は、放っておくと肝硬変になったり、さらにそこからがんになることも多い病気なので、早めに治した方がいい。血糖値も上がりやすくなる。

「お酒をやめたら脂肪肝も中性脂肪が高いのも良くなりますよ」

「ウエストも細くなりますか?」

「期待できます」

また、酒は脳神経にも作用する。飲んで酔っ払ったら眠くなったりフラフラしたりするのは、神経を麻痺させている状態だからだ。大量飲酒の人は、そうでない人に比べて認知症になる確率が4・6倍上がる。アルコールを大量に飲み続けると、脳が萎縮して認知症になるということはずいぶん前から言われていたが、最近は、飲酒量が増えるほど脳の萎縮が強くなることがわかったのである。

多恵は、最近、物忘れが増えたと気になっていたが、それも飲酒と関係があったのだ。すでに自分の脳は小さくなっているかもしれない、そう考えると、恐ろしかった。認知症にもなりたくない。

「ご心配ですよね。でも、アルコールによる脳萎縮は、断酒によって改善するという報告もあります」

「遅すぎることはないんですね」

「そうです。決断は早いほど、健康被害が少なくて済みます」

依存から抜け出す第一歩は、デメリットから目をそらさずに向き合うことだ。多恵は今、目を背けたくなるような事実にもちゃんと耳を傾けている。医師でさえ、タバコや酒の悪い面を知りつつも直視していない人が多い。タバコを吸う医師や飲酒習慣のある医師は、タバコやお酒についてあまり悪く言わない。

依存の有害性を知ることは、その習慣が自分に本当に幸福をもたらすものなのか、その瞬間の快楽を味わうだけで後に苦しみが待っているものなのかを見分ける力になる。

飲酒によるさまざまな健康障害

他にも飲酒は、さまざまな健康障害を引き起こすことがわかっている。ここでは、主なものを紹介しよう。

●うつ病

アルコール依存の人の19％がうつ病を発症している。アルコール依存の人がうつ病になる危険性は、依存症でない人に比べて3・9倍である。

また、自殺した人の37％からアルコールが検出されたという研究結果がある。飲酒は絶望感や孤独感を高め、自分に対して攻撃的な行動をとってしまう。飲酒によって弾みがつき、「死にたい」という思いを行動に移しやすくなる。シラフであれば冷静に他の手段を考えられるような場合でも、飲酒によって死ぬことしか考えられなくなる。

このように直前に飲酒することが自殺につながるが、毎日大量に飲酒するということも自殺率を上げる。週に18合を超える飲酒をしている人は、そうでない人に比べて自殺率が2・3倍高かった。

●乳がん
アルコールの摂取が乳がんリスクを上昇させることは、欧米で多数の論文で発表されている。日本の女性を対象に行われた大規模調査でも、お酒を飲む女性は、飲まない女性に比べて乳がんの発症リスクが46％上昇することが示された（2020年JACC Study）。

アルコールの代謝酵素は乳房組織にある。アルコールの代謝よって作られるアセトアルデヒドや活性酸素が発癌に関わっていると考えられる。

●不妊
男性では、2ドリンク程度であればテストステロンの分泌量を増加させる。2ドリンクとは、純アルコールに換算して20g程度であり、日本酒なら1合、ビールなら500㎖の量だ。

ただし、それ以上の量を長期間飲み続けると、睾丸がダメージを受けてテストステロンの量は減ってしまう。

女性の場合、適量の飲酒であっても毎日飲んでいる人は、子宮内膜症のリスクが50％増加し、不妊の原因となる。毎日飲酒すると、流産の可能性が2・5倍以上になる。

●睡眠障害

飲酒すると寝つきは良くなるが、睡眠の後半で眠りが浅くなるので、途中で目を覚まして何度もトイレに行ったり、明け方にすぐ目を覚ましたりする。疲労が取れないまま朝を迎えるため、日中は体調不良をきたしやすい。

●見た目の老化

飲酒により活性酸素が溜まり、細胞の老化が進む。アルコールによってビタミンBやビタミンCを消費するため、肌荒れしやすく、しわやシミもできやすくなる。

アメリカのオハイオ州で一卵性双生児を186組集めて、見た目年齢と生活習慣を比較した研究では、酒を飲まない人の方が明らかに見た目年齢が若かった。見た目年齢が高かった人の方は、飲酒と喫煙を習慣にしていることが多かった。

●痛風

アルコールは、体の中の尿酸値を上げる。アルコールは体内のエネルギー源であるアデノシン三リン酸（ＡＴＰ）の分解を進めるが、そのＡＴＰが分解されるとプリン体が増え、そのプリン体はやがて尿酸として体の中に溜まる。

痛風の原因はビールに入っているプリン体だけではない。低プリン体ビールでもアルコールが入っている限り、尿酸値は上がる。どんな種類のアルコールでも適切な飲酒量にとどめておくことが重要である。

悪習慣を変えたいという主体性

「お酒飲んでいると、明るい気分になれてよく眠れると思っていました。本当は逆だったんですね。それと、見た目がふけるのはショックでした。先生、どうしたらお酒をやめられますか？」

患者がデメリットを理解して、やめたいという気持ちになったら、次に進むシグナルだ。

「これからお伝えする方法は三つに分かれています。三つとは、心、技、体です」

「武道みたいですね」

武道の心技体とは、身体を整え、技の鍛錬に励み、精神を修養するという三つのことをバランスよく取り組み続けることで最大限のパフォーマンスを発揮できる、という意味だが、依存から自由になるための方法も同じだ。一つだけ取り組んでもなかなか成果は出ない。

もちろん、強い意志の力だけでタバコをやめられる人もいる。だが、それで禁煙に成功した人に、「禁煙なんて意志の力さえあればできる」と言われても、他の人がみんな意志の力で禁煙できるわけではない。ゴールに到達する道は一つではない。人によってどんな方法が合うのかは異なる。良い習慣を身につけるのも、悪い習慣から脱するのにも、その人の性格や環境によって適した方法があるのだ。ただし、上手くいくコツやつまづきやすいポイントは多くの場合で共通している。

「私は、多くの人が上手くいく方法を多恵さんにも伝えたいと思っています。ひととおり話を聞いてみて、これは私には合わないなと思ったら、取り入れなくてもいいのです」

「最後は、自分でやり方を決めるということですね」

大事なのは、主体性である。人から言われてやらされても、楽しくないし長続きしない。自分がしっかり納得して、自分で方法を決める。これが鉄則だ。

「心・技・体って、その順番で進めていくのですか？」

順番はさほど重要ではない。この三つは、一つひとつ制覇していくものではなく、お互いが作用しあって効果を上げていくものだからだ。心が整ってくると、体が整う。体の調子が良くなってくると、心の状態も良くなってくる。そして、心を整えたり体を整えたりするためには、技が必要である。

技、つまり方法を知らなくては、そもそも心も体もどのようにして整えるのかわからないだろう。間違った方法で体を整えたら、体を壊してしまうかもしれない。「筋力をつけるにはダンベル上げだ」と思って、指導も受けずに重すぎるダンベルを変な持ち方で抱えたら関節を痛めてしまう。

かといって、全部いっぺんに学ばなければならないというわけではない。全部頑張ろうとしても、嫌になったり、疲れたりしてしまっては長続きしない。

「一つずつ、少しずつやっていきましょう。まずは何から始めましょうか?」

「心かな……。ずいぶん心が疲れている感じがするから、早く整えて元気になりたいです」

第4章　飲酒の悪習慣を断ち切る

アルコール依存は遺伝か環境か

　私と約束した16時の少し前に、看護師が多恵を病室に呼びに行った。その日は外来の診察室で話をする。看護師は一緒に診察室まで案内してくれた。私の診察室は、外来フロアの一番奥にある。窓から午後の光が差し込む長い通路を、多恵は看護師と一緒に歩いてきた。外来診察室の前まで多恵を送り届けると、看護師は帰っていった。

「どうぞ」と私は多恵を招き入れた。

「さて、今の気持ちはどうですか?」

「よく考えたら、私は別に心が病んでいるわけじゃないし、早くお酒とタバコをキッパリやめたいから、いい薬があるのなら、それを出してもらいたいんですけど……」

多恵は、率直な気持ちを私に伝えた。

「わかりました。薬はいつでも処方できます。ただ、せっかくここまで来てくださったので、ちょっとだけ話をして帰りませんか？　私は今日、『依存になった原因を知ること』について伝えようと思っていたんです」

多恵は、まったくピンと来ていなかった。それも無理はない。タバコをやめたいと思って何度も禁煙に取り組んできたのに、失敗ばかりだった経験のある人にとっては、心の話などという生ぬるいことで解決するわけがないと思うものだ。だが、魔法の薬のようなすぐに効く方法ではないかもしれないが、これはとても大切なことである。

依存になった原因を知ることについてだが、体にトゲが刺さっている状態で、痛み止めの薬だけ飲んでも、トゲを抜かないかぎりは、痛みは残り続ける。私は、依存とは心にトゲが刺さっていることを知らせてくれている一つのサインだと考えている。

何かを適度に楽しむだけではなく、コントロールできなくなるまで続けてしまうのは、心の根っこの部分に隠れているトゲの痛みをまぎらわせるために、一瞬の心地よさを求め続けてしまうからだ。ここを無視すると、いつまで経っても解決できない。

どうして酒が飲みたくなるのか、どうしてタバコを吸ってしまうのか、というところをしっかり見つめて深掘りすることが大切だ。

「心のトゲって、幼少期のトラウマ、みたいなものですか？」

「それも含めて、生まれる前から現在に至るまでのたくさんの要素が影響しています」

「生まれる前からですか？」

先祖から受け継いだ遺伝子の中に、依存になりやすい要素が入っている可能性がある。1万組の双子を調べてみると、薬物、食べ物、セックス、ゲームなどに依存している人の約半分の人は、特有の遺伝子を持っていることがわかっている。

アルコール中毒の親を持つ人は、成人になってアルコール依存になる確率が、社会の平均の3倍から4倍ある。カリフォルニア大学の研究では、アルコール中毒の親を持ち、幼いころに別の親に育てられた子供は、大人になったときに他の人に比べてアルコール依存になる確率が高いという結果が出ている。

「父はお酒を毎日飲んでいました。タバコも吸うしパチンコにもよく行っていました。私が酒やタバコに依存してしまったのは、父から受け継いだ遺伝子のせいだったんでしょうか？」

「遺伝子だけではなく、環境も子供に影響を与えます」

親がアルコール中毒だったとしても、大人になってからアルコールに依存しやすくなる人もいれば、逆に依存しない人もいる。また、依存することを避けて大人になったとしても、依存症の人をパートナーとして選ぶケースもある。依存症者に必要とされることに存在価値を見いだし、ともに依存を維持している人たちの関係性を「共依存」という。

「父はアルコールのせいで肝臓癌になって早く亡くなりました。私は、父の依存を引き継いでしまったのでしょう。兄もお酒に強く、よく飲みますが、私のように依存症にはなってないと思います」

酒に強い人の方が、弱くてすぐ顔が赤くなるような人よりも依存症になりやすい。そして、男性より女性の方が早く依存症になる傾向がある。肝臓の障害を起こしやすいのも女性の方だ。

「小さいころは父が酔って母に暴力を振るっていました。母も負けじと大声で言い返していて、激しい喧嘩でした。あのころは兄の部屋に一緒に座って、じっと喧嘩が終わるのを待っていました」

多恵と兄は、直接暴力を振るわれなかったかもしれないが、母が暴力を振るわれているのを見たり聞いたりしており、そのころの記憶が今も鮮明に残っているようだった。

親の喧嘩や、子供への暴言、暴力、放置などは、依存症になるきっかけを高める。アルコールやニコチンの依存症がある人の幼少期の体験を調べた研究では、どんな人種でも性別でも、虐待されていた人ほど依存症になりやすいことが明らかになっている。

人を暴力や暴言や無視などでコントロールしようとする親は、その相手の人間性を無視している。当然、それを見せられる子供の気持ちも置き去りにされている。すると、子供は、だんだん自分は大切に扱われない価値のない存在だと感じるようになる。

「お父さんは、お酒を飲んでいるとき以外は、どんな人でしたか？」

「あまり喋らない人でした。ものづくりが好きで、兄がプラモデルを作るときには一緒に買いに行って、熱心に教えていました。私も工作のときはよく手伝ってもらいました。けれども、お酒が入るとよく喋るようになって、機嫌がいいときと悪いときで態度が全然違いました。一時期、仕事がうまくいかないころがあって、あのころは家に帰り着いたときにはすでに顔が真っ赤で、兄がプラモデルを一緒に作ってと言っても、自分でやれと言って突き放したような態度をとっていました」

　多恵の父は、自分のストレスを酒でコントロールしようしていたが、飲み始めると感情をコントロールできなくなり、家族の誰かにそれをぶつけていた。そんな親を見て育った子供は、無意識のうちにストレスやり場のない感情を人にぶつけることを学んでしまう。

「ただ、母はタバコもお酒もしませんでした。母も父にキレたりするし、自由奔放に生きている感じの人でしたが、そういうものには手を出していなかったというか」

「そもそもお母様の時代は、人前で女性がお酒を飲んだりタバコを吸ったりすることが、今より少なかったですよね。社会的に受け入れられていないという環境があると、依存は起こりにくくなります」

誰だって白い目で見られるのは嫌だし、人がしていないことをするのは恥ずかしいものだ。だから、今のように至る所で酒が売っていて、テレビや広告で女性がおいしそうに酒を飲んでいるような、社会的な酒に関する寛容さが依存症を増やすことを手伝っている。タバコもかつてはそうだったが、昨今、喫煙による健康問題が広く認知され、商品広告も減り、吸う人は減っている。

「環境の影響って大きいですね。私は若いころよく飲みにいくメンバーがタバコを吸う人が多かったので、つられて喫煙するようになりました」

「お酒とタバコの依存は、合併する率が高いです。お酒を飲んだら判断力が鈍くなり、気が大きくなるので、タバコを吸いたいという気持ちが起こったらすぐに行動を起こしてしまいます」

「よく飲みにいく人って、気が合うタイプですよね。似た性格の人は集まりやすいので、依存になりやすい性格の人は、一緒に行動する確率が高くなります」

依存になりやすい性格

「どんな性格の人が依存になりやすい、なんてありますか?」

「多恵さんは、初めにお酒を飲んだときのことを覚えていますか？」

「実は、父のお酒臭さが嫌いだったので、大人になっても絶対お酒を飲まないぞって決めていたんです。でも、成人式のときに友人と食事に行ったら、みんなで飲もうということになって、断れませんでした。その後も、食事会で勧められたら断れなくて、少しだけ飲むのを繰り返していたら、いつの間にか自分の誓いを忘れて普通に飲むようになっていました。そうなったらもうその仲間の中では、『今日は飲まない』って言いづらくなるんですよね」

「その断れない性格は、家庭環境が関係していると言われています。お父さんは、あるときは、プラモデルを子供と作り、あるときは、自分でやれと子供に言っていましたね。これは、一貫性がない態度ですよね。親の一貫性のない態度は、言われたことに従ってしまう子供の性格を作り出します」

良いことか悪いことかに関わらず、「はい」と従っていれば、親は機嫌が悪くならないので、従った方が安全だと学んでしまうからだ。そういう性格になった子供は、大量飲酒、タバコ、万引き、ギャンブルなどに誘われて、断れずに一緒にやってしまう。そして、酒やタバコによる快楽は、不安を感じやすい人に安心感を与えてくれる。家庭環境によって作られた「断れない性格」が、依存症になりやすい一つの要素になる。

「でも、断れない人って言うと気の弱そうな人のイメージですが、お酒を飲んで暴れる人やギャンブルする人って、気が強そうなイメージです」

「依存症になりやすいもう一つ性格は、権力を欲しがるタイプです。人より強い、人より偉い、自分の言うことを周りの人は聞いてくれる、そんな権力を手にすると喜びを感じる人がいます。そんな人は、未成年なのに飲んではいけないお酒を飲んでみたり、タバコを吸ってみたりして、見た目の強さをアピールします」

人は、生きていくためには他人から命を奪われない強さが必要である。だが、この強さを過剰に求めてこだわると、自分の思いどおりにならないと不安で落ち着かなくなる。

不安なときや落ち着かないとき、酒は瞬間的に多幸感をもたらすので、強くなった錯覚を与えてくれる。ギャンブルも、自分が勝って、人から金をもらうときは、強くなった気がするだろう。だが、そのまやかしの強さによる快感は、長くは続かない。すぐに現実が突きつけられるからだ。その効果が薄れてくると、また酒を飲みたくなったり、タバコを吸いたくなったり、ギャンブルをしたくなるのだ。

一方で、酒を勧められて断れなかったり、パチンコに誘われて行くような人でも、ハマる人とハマらない人がいる。ハマる人は、その体験をしたときに高揚感を何度か経験することが多いようだ。例えば、たくさん酒を飲んではしゃいで楽しかったという経験や、タバコを吸って頭がスカーッとなった、ゲームをクリアした、パチンコで大当たりが出て勝ったような経験だ。

そのような強い感情や感覚の変化を体験すると、その物質や行動で自分は変われるということを学ぶ。だが、もし、そのときの変化が小さかったり、不快感が強かったら、またそれを体験したいとは思わないだろう。

孤独は依存症を助長する

また、普段から幸せを感じることができたら、そうした高揚感を求める必要はなくなる。例えば、家族や友達がそばにいて話を聞いてくれるようなことは、とても大切だ。

人とのつながりを感じると、神経伝達物質のセロトニンやオキシトシンというホルモンが出る。これらの物質は、強い刺激ではないが、長続きする温かい幸せを感じさせてくれる。このホルモンレベルが低いと、ストレスを感じやすくなり、物質や行動で快楽を感じようとしてしまう。

「つまり、家族や友達がいなくて孤独だとか、人間関係が悪い人は、依存症になりやすいってことですか？」

「リスクは高いです。信頼できる人がいないと、心の支えになるものが人ではなくて物や行動になってしまうのです」

「私もそうかもしれません。結婚して家族ができたのに、出産や育児で苦しいときに気持ちを打ち明けられる人がいなくて……。心から頼れる人はいないと思ったころ、お酒を飲む回数が増えていきました」

「信頼できる人間関係を作るのに、家族や友人でなければいけないことはありません。職場の人でもいいし、まったく違うコミュニティーを探してみるのもいいと思います」

「まったく違うコミュニティー?」

「例えば、習い事に行くとか、ボランティア活動に参加するとか」

「ボランティア……。子ども食堂をやっている友人がいて、時々手伝いに行っていました。大変ですけど、その日は元気になった気がします」

「いいですね! 同じ活動に意義を感じる仲間とは、価値観が似ているので話が合うのではないでしょうか?」

「その友人には、仕事や家庭のこともリラックスして打ち明けたりできます。でも、もう半年以上その子ども食堂にも行けていません」

「ぜひ、時間を作って行ってみてください」

　奉仕や寄付など、人に親切にする行動は、その人自身を幸せにする。

「普段から幸せレベルを上げる方法は他にも沢山ありますよ。植物や水など自然に触れること、熱中できる活動をすること、マインドフルネス、目標を持つこと、誰かに感謝をすること……」

「幸せレベルかぁ。私はそんなことしても幸福度が上がる気がしないですね。私の周りには苦しいことばかりです。結婚生活もうまく行っていないし。仕事は好きですけど、今の若い子にはもうかなわなくて、新しいことを覚えようって気力もありません」

自分の苦しみを認める

「多恵さん。苦しいことばかりって感じるのですね。今は無理にハッピーになろうって思わなくていいですよ。幸福度を上げることは、ストレスを過敏に感じないようにするのに役立ちますが、苦しみから目を背けて幸福になろうと頑張っても、かえって疲れてしまいます」

「自分が苦しんでいることは、ちゃんと感じたほうがいいってことですか？」

「『私は苦しんでいる』って認めていいんです。これまで苦しんできた、辛かった、それを認めてあげないと、いつまで経っても癒されないでしょう」

「じゃあ、私を苦しめてきた人たちのことを誰かに相談するとか、そういうことですか？父のアルコール依存や暴力、夫のこともいろいろあります。上司にモラハラされたことも……。今さらどうしようもないことばかりですけど」

「いろんな辛い体験があるのですね。もちろん、ただ黙って我慢していても何も変わりませんから、伝えた方がいいことは、ちゃんと声に出していいと思います。ただ、私が言いたいのは、誰かを批判したり闘うこととは少し違います」

多恵は、首をかしげて言った。

「苦しみについて誰かに言ったら、誰かの文句みたいになりますよね」

「そうとも限りません。むしろ、その誰かではなく、自分に意識をフォーカスします。その誰かが何をしたかではなく、自分自身がそのときどう感じていたのか、今はどうなのか。お父さんの暴力や家庭であったこと、子供のころは辛かったと思いますが、それを誰かに伝えたことはありましたか?」

「友人に話したことはありましたけど、うちの父親は酔って暴れるんだよね、と軽く話していました。子供のころは、『これは大したことじゃない』って思っていました」

「当時はそれほど辛い体験だとは思っていなかったんですね」

「嫌だって気持ちはあったけど、悲しいとか苦しいとか、いちいち考えなかったです。そんなふうに友人に言っても、言われた人は困るでしょう」

「本当は嫌だったけど、その気持ちを出すところがなかったから、押し込めて生きてきたのかもしれませんね。なるべく感じないように、見ないようにしていたのではないでしょうか」

私の言葉を聞いて、少し多恵は考えていた。

「そうかもしれません。自分が暴力を振われたわけではないし、テレビや本ではもっと大変な子供たちの話を聞いていたから、このくらいは大したことないから我慢しないといけないって思っていたかもしれません」

「では、今になって、お父さんが自分を苦しめた人だと思っているのはなぜでしょうか?」

「大きくなるにつれて、普通のお父さんってそうじゃないと気づいたからかなと思います。いつ父親がキレるかわからなくて、怖くてびくびくするような家は、普通じゃなかったって。子供が親に言い返したりする親子もいますけど、うちは怖くて絶対できませんでした。私は父がずっと怖かったんです。機嫌が良くなるためにはどうしたらいいのかをいつも考えていました」

「怖かったんですね、家の中にいても。お父さんは、どうしたら機嫌が良くなったのでしょうか?」

「テストで良い点を取ったときとか、徒競走で1番になったときとか……、周りの親に褒められたときも上機嫌でした。父だけでなく、母も喜んでくれました」

「どんなときに機嫌が悪くなりましたか?」

「口答えしたときとか、言うことを守らなかったときですね。テストの点が悪いときや幼稚園の発表会でセリフをうまく言えなかったときもひどく怒られました。幼稚園のあのときは、父よりも母の方が私に怒っていました。お父さんやおじいちゃんから、私が怒られるじゃないのって。何でお兄ちゃんみたいにちゃんとできないのって」

気がつくと多恵は泣いていた。子供みたいに手で涙を拭いながら嗚咽していた。

「友達のお父さんやお母さんみたいに、頑張ったねって頭を撫でてもらいたかったんです。私は、ちゃんとできなかったけど、いっぱい練習して頑張ったんです。でも、舞台に上がったら声が震えて、小さな声しか出せなかった。私だって悔しくて恥ずかしくて、悲しかったのに、帰ったらごめんなさいって何度も謝ったんです。その後も、ことあるごとに、あの日のことを持ち出して、『この子はいざというときに失敗する、本番に弱い子だ、たった一言のセリフも言えないんですよ』って他の大人の前で言われて笑われました。私は、父や母に失敗したことをなぐさめてほしかった、頑張ったことを褒めてほしかった。なんで私の親は、褒めてくれないんだろう？　なんで家で暴力を振るうんだろう？　なんで……」

多恵は、両親の機嫌を取るためには成果を出さないといけないと思って、幼いころから頑張ってきた。きちんとした身なり、優等生的な発言、世間の目を気にする気質が大人になっても多恵を苦しめていた。成果が出たら褒められるが、失敗したら人前で笑われるという経験を繰り返してきたことで、できない自分は愛されないと感じるようになり、自分自身も完壁を目指すようになってしまった。

そんな多恵にとって、タバコや酒がやめられないことは、自分が一番受け入れたくない事実だったに違いない。

しばらくすると涙が止まり、

「何であんな昔のことで今さら泣くんでしょうね、私」

と笑い出した。

「いいんですよ。今まで泣けなかったんですから。また泣きたくなったら、ここで泣いたらいいですよ」

「あれは嫌だったって、思ってもいいんですね。そう思ったら心が軽くなりました」

もっと辛い体験をしている人に比べたら大したことはないのだから、この程度のことで辛いと思ってはいけない、と多恵は思っていた。だが、自分が辛かったのなら、それは誰も否定することはできない。自分がその気持ちを受け止めて、辛い、苦しいという気持ちを認めてあげないと、幼いころのくすぶった火種はずっと消えない。自分の辛さとちゃんと向き合って受け入れてあげることで、ずっと背負ってきた重たい荷物を下ろしてあげることができるのだ。

依存のできあがっていく仕組み

翌日、また診察室で続きを行った。

「今日は、飲むきっかけについて話しましょう。子ども食堂に手伝いに行っていたときも、お酒を飲んでいましたか？」

「まさか！　子供たちの前ではさすがに飲めないですよ。忙しいし、子供たちの教育に悪いし、そもそも飲みたいという気持ちが起こりません」

「では、飲みたくなるのはどんなときですか？」

「実は、先日出張があって、午後から打ち合わせだったんですが、早めに着いたので、駅の近くのレストランで昼食をとったときに、ワインを頼んでしまいました。結局何杯も飲んでしまって、打ち合わせに遅れてしまいました」

「仕事が始まる前に飲みたくなったんですね。飲んだ後、どんな気持ちになりましたか？」

「自分が嫌になりました。なんで仕事前に昼間から飲んでしまったのかと思って。飲み始めるときは、少しだけなら大丈夫とか、リラックスした方がきっとうまくいくとか、そんなふうに考えていました」

「他にはどんなときに飲みたくなりますか？」

「家で食事を作り始めるときです。疲れて帰宅してワインやビールが目に入ると、ついワクワクってします」

「飲む前にワクワクするんですね」

「そうです。ちょっと嬉しくなって、まずこの一口を飲んだら頑張れるって思います」

「疲れているときにアルコールが目に入ったら、飲みたくなりそうですね。疲労っていうストレスは、飲みたくなるきっかけとして十分です。気持ちが落ち込んでいるときやイライラしているときはどうですか?」

「もちろん飲みたくなります。仕事で失敗したときやムカついたときは、多めにお酒を買って帰ります。帰ったら飲むぞ！　って感じです」

「打ち合わせの前でプレッシャーを感じるとき、疲れて帰ったとき、イライラや落ち込んだときに飲みたくなるんですね」

「HALT」という四つの飲みたくなる要因がある。

- ・H＝Hungry（空腹）
- ・A＝Angry（怒り）
- ・L＝Lonely（さみしさ）
- ・T＝Tired（疲れ）

疲れたとき、怒ったとき、寂しいとき、あと退屈なときなども酒で気を紛らわそうとすることが多いだろう。意外にも空腹や喉の渇きも飲酒のきっかけになる。

「夕方帰宅して食事の用意をするときは、飲みたくなる要因がたくさん当てはまりますね。疲れているしイライラしているし、お腹もすいています。でも、感情が特に変化しないときも飲みますよ。帰ったら飲むのが当たり前になってましたから」

「帰宅したらすぐ飲むという一連の動作が習慣になると、感情の変化などのきっかけがなくても飲みますよね。そして、いつも飲む時間に飲まないということ自体がストレスになってきます」

「たしかに、帰宅したら飲むのがデフォルトだから、飲まないとイライラします。飲みたいときに家にお酒がなかったら困るので、早めに買って切らさないようにしていました」

これが依存のできあがっていく仕組みだ。初めは「イライラするから」「疲れているから」という理由があり、それがきっかけとなって快楽を求める。ところが、それを繰り返すうちに、毎日の習慣の一部になってしまう。そうなると習慣になっている物質や行動がないことが苦痛になって、やめられなくなる。

「今日は飲まないでおこうと思ったことは?」

「酔っ払ってソファーで朝まで寝ちゃったときなんかは、朝起きて、『今日は飲まない』って思います。でもやっぱり夜になって家に帰るとつい飲み始めてしまいます」

1週間の断酒と二つの約束

「さっき、家に帰ってワインやビールを見たらワクワクすると言っていましたね。具体的には、お酒が目に入った瞬間は、どんな気持ちでしょうか?」

「目に入ると、気分が上がります。ホッとするというか。ああ、これがあった、助かった、そんな感じかもしれません」

「お酒を見ただけで気分が上がってホッとするんですね。実際に飲んだらどうなりますか?」

「ワインの栓を開けるときや、ビールをプシュッと開ける瞬間が一番楽しいです。口に入れたときもおいしい、やっと飲めた、と思います。でもその後は、よく覚えていません。料理を作ったりスマホを見たりしながらいつの間にか飲んでしまいます」

「二口目からは、あまり覚えていないんですか」

「そうです、別のことをしながら飲むからでしょうか。ずっとおいしいって思い続けるわけではないです。みんなそんなものでしょう。お酒もご飯も」

「そうかもしれませんね。もし、二口目を一口目と同じようにじっくりと味わってみたらどうなるでしょうか？」

　私の問いに、多恵は答えられなかった。やったことがないので、想像もできないと言う。おいしいのか、おいしくないのか。なかなか思い出せない。

「多恵さん、今日はここまでにしましょう。明日はもう退院ですね。今から宿題を二つ出しますから、次の外来に来るまで今から言うことを二つやってみてください。

　一つ目は、飲みたいなと思ったらどうして飲みたいのか、その理由を考えてみてください。

二つ目は、お酒の初めの三口を、目を閉じてじっくり味わってください」

「え、飲むなって言わないんですか？」

　多恵はびっくりしていた。当然、禁酒と言われるだろうと覚悟していたようだ。

「そんなに急にやめられないでしょう。まだやめるには早すぎます。やめたかったらやめてもいいですけど」

　と私は言った。迷っているように黙り込む多恵に私は言った。

「では1週間の断酒をやってみましょうか。その間、一つ目の宿題をやってきてください」

「わかりました。『飲みたいなと思ったら、どうして飲みたいのかを考える』というお題ですね」

「1週間の断酒達成を祈っています。もし、万が一飲んでしまったら二つ目の宿題をやってください。約束できますか？」

「はい、頑張ります」

多恵は、自分の意思で1週間の断酒を決めた。すでに入院で7日は飲んでいないので、合わせると2週間の断酒になる。

このように、自分でやめようと思う気持ちが成功には不可欠だ。人から強制されると余計に反発してやる気が出なくなる。自分で決意してもやめるのが難しいものを、やる気がない状態で人に無理強いされても、気持ちがやめる方向に向いていないので効果はほとんど望めない。仮に入院などで無理に飲めない状態を作り出しても、自宅に帰ればすぐに再発する。

自分で決意し主体的に動くことは、依存から抜け出すために必要なことだ。「自分は変われる、きっとできる」という自分を信じる心が成功を後押しする。「依存症はどうせ自分の意思ではどうにもならない」と諦めるなら、そのとおりになるだろう。多恵は、自分の力で前に進むことを決意した。

退院した翌日から、多恵は会社に行った。休んだ方がいいと上司も仲間も言ってくれたが、家にじっとしているとまた飲んでしまいそうで怖かった。久々に会社に行くと、後輩が、お帰りなさいと嬉しそうに多恵のデスクに小走りで近づいて話しかけた。

「多恵さん、無理しないでくださいね」

「長いこと休んでごめんなさい。大変だったわね、たくさんの私の仕事を処理してくれて、本当にありがとう」

「いいえ、でも私ではわからないこともたくさんあって、聞きたいことが山ほどあります」

「じゃあ、昼から会議室に集合して一緒にやろうか」

「はい！　準備しておきます。あ、無理しないでって言ったのに、すみません」

結局、久々に出社した日は溜まった仕事と後輩からの引き継ぎや報告に追われて、あっという間に退社時間となった。

会社を出ると、スーパーに寄って食材を買い、久々に夕食を作った。早めに帰った娘が支度を手伝ってくれて、夫と娘と一緒に食べた。疲れてはいたが、子供と食卓をともにする時間は楽しく、満たされた気持ちになった。入院中にあったことを話したり、娘の仕事の話を聞いたりした。30分ほどで食事を食べ終わると、娘はさっさと自分の部屋に戻ってしまった。夫はテレビをつけて見始めた。

3人分の食器とフライパンや鍋が汚れた状態で残されている。今からこれらを片付けて、風呂に入って、部屋に干していた洗濯物を取り込んでたたむ。一連の家事を目の前にして、再び疲れが襲ってきた。皿を洗い始める前にワインを開けようか。そんな気持ちが湧き起こってきた。家にワインはもうない。入院前にすべて飲んでしまっていた。ひょっとしたら奥の部屋にもらい物のワインがあったかもしれないと、ダイニングのドアを開けながらハッと我に返った。

「先生に1週間飲まないって言ったんだった」

多恵はキッチンに立ち、皿を片付け始めた。

翌日、料理を作り始めるときにその波はやってきた。仕事から帰って冷蔵庫を開けたら、多恵の好きな銘柄のビールが5本並んでいた。昨日はなかったので、夫が自分のために買って入れたのだろう。「1本もらってもいいかな」そんな気持ちがよぎった。

「いやいや、自分から1週間の断酒って宣言したのだからダメよ」

そのとき、多恵は、退院する前日に私が言った言葉を思い出したという。

「飲みたいなと思ったら、どうして飲みたいのかその理由を考えてみてください」

冷蔵庫をいったん閉じて、考えてみた。理由と言われてみると、あまり思いつかなかった。それほど疲れてもいないし、イライラしているわけでもなかった。今日は久しぶりにローストビーフを作ろうと思い、どちらかというとやる気で楽しい気分だった。こんなときにビールを飲みながら作ったら、もっと楽しいだろうと思ったのだ。

退院して3日目。多恵が会社で打ち合わせをしていると、多恵が復帰したことを知った取引先から電話があり、仕事を催促された。無理をしてはいけないと言われても、取引先はそうもいかなかった。多恵は、やるべき仕事を改めてリストアップして整理してみた。書いてみると、その仕事量に圧倒されて余計に胸が押し潰れそうな感覚になった。

　バッグからスマホを取り出し、「今日は残業するので、夕飯は各自で食べてください」と夫と娘にメッセージを送った。

　会社を出たのは21時だった。仕事はまだたくさん残っているが、これ以上無理しない方がいいだろうと思い帰ることにした。頑張ったはずなのに、全然仕事は終わらなかった。

　家のすぐそばにあるコンビニに立ち寄って、入り口から弁当コーナーに向かった。ふと、棚に並んでいるワインが目に入った。ちょっと立ち止まり、3秒くらい考えてから、「えいっ」とカゴにワインを1本入れた。

　家に帰ると娘の靴があり、夫はまだ帰っていないようだった。エコバッグからサラダとチーズを取り出し、ワインをテーブルに立てながら「やってしまった」と思った。もうここまで来たら飲むのをやめることができないのを、多恵は自分でわかっていた。

　ダイニングには誰もいないのに、こそこそグラスを取り出し、ワインを開けて注いだ。赤黒い液体がグラスを満たし、液体の表面から芳醇な香りが漂い、鼻に到達した。

　手に持ってグラスを口に近づけながら、多恵は、二つ目の宿題を思い出した。

「お酒の初めの三口を、目を閉じてじっくり味わってください」

グラスを口に当て、ほんの少しだけ口の中に入れた。手にグラスを持ったまま目を閉じた。舌で感じる滑らかな液体、甘くてまったりしていた。口に入れたまましばらく味わって飲み込んだ。喉の奥にもワインの液体が張り付いているような感じがした。思ったよりおいしくはなかった。安いのを買ってしまったせいかと思った。

二口目も香りを嗅いで口に入れた。さっきより甘さが薄くなった気がした。今度は酸味を強く感じた。そしてゆっくり飲み込んだ。おいしくもまずくもなかった。

三口目は、目を閉じて味わうつもりだったが、気づくと考えごとをしていた。「私は意志が弱いな」「1週間もやめられないなんて、やっぱり依存ね」「これを娘に見られたら、なんて言われるだろう」

まだダイニングには多恵一人だった。「夫が帰ってくる前に、そして娘が部屋から出てくる前に、飲んだのがバレないように片づけよう」と、テーブルにサラダを置いたままワインに栓をして紙袋に入れ、食材の奥にしまいこんだ。コップはていねいに洗い、赤い液体がシンクに残らないようにきれいに拭いた。

自分の依存を直視し言葉にして伝える

受診の日。診察室に入ってきた多恵の顔は少し曇っていた。

「家で過ごしてみて、どうでしたか?」

「先生、ダメでした。飲んでしまいました。すみません」

多恵は、小声でポツポツ話した。

「正直に話してくださってありがとうございます。やってみましたか? 宿題」

「はい、一つ目の宿題では飲みたいなと思ったときに、なんでだろうとちゃんと考えました。でも、疲れや怒りがなくても飲みたくなりましたよ。むしろ楽しいときに」

「そうそう、言い忘れていましたが、楽しいときにも人は飲みたくなります」

「最大効果の追求」といって、人は楽しいともっと楽しめるはずだとさらに上の感情をめざそうとすることがある。ただし、逆に楽しめなくなることも多い。

例えば、おいしいと評判のレストランに行ったとする。ずっと食べたかった料理を注文して、せっかくだからデザートも食べることにした。悩んだ末にデザートを決定して、店員に頼んだ。だが、もし、そのデザートが売り切れだったら、きっとがっかりするだろう。念願の料理を食べるのが目的だったのに、デザートにさらなる楽しみを求めた結果、得られなくてがっかりするということだ。

「楽しいときには、もっともっと楽しんじゃおうという気持ちになりやすいから、こんなときに飲まないともったいないという気分になり、お酒を飲みたくなるのです」

「わかる気がします。飲み会とか家で好きな映画を見るときも、どんどん飲んでしまいます」

「では、二つ目の味わう方法はどうでしたか？」

「なんと言うか……。味はよくわかりました。今まではちゃんと味わってなかったってことに気づきました。だけど、別においしくなかったです。安いのを買ったからだと思います。おいしさを求めて買ったわけではありませんでした。ただ、飲みたかったんです」

「これまでは味わってなかったことに気づいたのですね。そして味を楽しむために飲んでいたわけじゃないと思ったんですね。素晴らしいです。多恵さんがここまでたくさんの気づきを得てくださるとは、予想以上の成果ですよ」

「飲まないと約束した私がお酒を飲んだのに、先生は褒めてくれるんですか？」

「多恵さんは、かなり前進しました。確実にお酒をやめるゴールに近づいています。まず、正直に私に飲んだことを打ち明けてくれました。多くの患者さんは、お酒もタバコも少なく私に報告します。多恵さんも初めて病院に来たときに少なく報告したでしょ」

「喫煙してないって書きました」

　多恵は苦笑いした。

「正直に話をしてみると、現状を変える必要があることに気づきます。誰かに伝えてみると、予想以上に恥ずかしい気持ちになったり、後ろめたく感じるかもしれません。自分にとっても良くないとわかっていながらも、言葉にするまでは直視できていないことが多いからです」

丸裸になって鏡で自分の姿を見ると恥ずかしいが、自分の姿を鏡で見なければそこまでの恥ずかしさはないだろう。人に話すことは、丸裸の自分を鏡に映して見るような客観視の効果があるのだ。

後ろめたいと思うほど、他人にも自分にも嘘をつきたくなる。飲んだ酒を少なく見積もったり、理由があったから仕方ないと正当化したりするのは自然なことである。だが、そこで勇気を持って事実を直視することで、本当に前に進むことができる。

「依存を認めるって本当に恥ずかしいです。実は、さっきまで先生に飲んだことを言わずに帰ろうかと思っていました。でも、先生なら本当のことを言っても私を見放さないだろうって思えたんです」

「信じてくださったんですね」

「はい。それに、この宿題をやってみて今まで感じたことがない感覚がありました。今までは飲むか飲まないかという2択で考えていたのですが、行動を選択する前にたくさんの感情や考えが頭に浮かんでいるんだなって気づいたんです」

「宿題は二つとも100点ですね。どんな小さなことでも気づきがあればそれで満点です。では、次の診察までにやってもらいたいことがあるので、その練習に行きましょう。もうすぐ始まりますからちょっと急いでください」

私は多恵を連れて、足早に研修室に向かった。

体と心の声に耳をすます三つのトレーニング

病院の隣には離れのような小さな建物があり、その2階に上がっていくと「研修室」と書かれた部屋がある。私がドアを開けると、フローリングの広いスペースに十数名の人がヨガマットを広げたりして準備をしている。

「これはヨガですか？」

「今から始まるのは、認知行動療法の一つ、マインドフルネスです」

「マインドフルネス？」

「マインドフルネスは、気づきの力を高める脳のトレーニングです。瞑想やそれ以外にもいろんな手法が含まれています」

タバコ、酒、違法ドラッグなどの依存にマインドフルネスやヨガが有効だというデータがたくさんある。

「私は病棟に戻りますから、あとは葉月さんの指導に従ってくださいね。じゃあ多恵さん、楽しんで！」

私は研修室を離れた。他の参加者に混じり不安げに座る多恵に、講師の葉月が声をかけた。

「こんにちは。多恵さんですね。先生から話を伺っています。今日は、『ボディースキャン』と『呼吸瞑想』を行います。ヨガマットはこちらを使ってください」

「ヨガウェアとか持っていませんけど、大丈夫ですか?」

多恵は、ジーンズにざっくりしたサマーニットという格好だった。

「大丈夫です。今日はヨガをしませんから。体験してみて、次からも参加しようと思ったら、そのときは体を締めつけない動きやすい格好で来てくださいね」

葉月は、参加者に向かって言った。

「では、皆さん、それぞれのマットの上に座りましょう」

参加者がそれぞれの位置に落ち着くと、葉月は静かに話し始めた。

「ボディースキャンとは、体の感覚を研ぎ澄ます方法です。人の感情は体の感覚とつながっています。緊張して胸がドキドキするとか、恥ずかしくて顔が赤くなるってことがありませんか?」

実は、人は感情の変化に気づく前に体の方が先に反応している。例えば、恥ずかしいと頭で考える前に顔が赤くなったり、嫌だなと思う前に胸がザワザワしたりする経験は、誰にもあるだろう。人は、自分の感情や考えに対して、意外と鈍感になっていることがある。

多恵もこの前、取引先からクレームの電話があったとき、夏なのに手が冷たくて痛いほどだった。冷たくなった手を自分でさすりながら、そのとき自分は緊張しているのだと気がついたことがあった。

自分がどう感じているのかを放置するのは、感情のコントロールを難しくしてしまう。毎日緊張して体の筋肉をこわばらせているのに、そのことに気づかないでいると、肩こりや腰痛を起こしてしまうかもしれない。耳鳴りや頭痛、高血圧や胃潰瘍などに発展することもある。中には、その緊張を和らげようとして、タバコやお酒などでリラックスさせようとすることもある。

葉月は続けた。

「体と心の苦痛は、早めに気づいてケアしてあげることが大切なんです。『ボディースキャン』を行うと、体の変化に早めに気づくことができるので、自分は何に苦痛を感じて、何に喜びを感じるのかという、見過ごしていた本音に気づく助けになるのです。では、マットの上に仰向けになりましょう。目を閉じて、呼吸に意識を向けていきます」

【ボディースキャン】体調の変化や感情・思考への気づきを高める。ストレスが関連した体の痛み、皮膚疾患、更年期障害のホットフラッシュ、高血圧、不眠症などに効果的。

①　仰向けに横たわり、呼吸するときの空気の流れに意識を向ける。
②　鼻や口から入る空気が左のつま先に向かって流れていくようイメージしながら、左足のつま先に意識を集中する。
③　左足から左の太腿へ意識を移動させ、右足も同様に行う。左手、右手、腹部、頭なども同じように部位を少しずつ移動させながら全身をスキャンするようにして体の感覚に意識を向け続ける。

（「ボディースキャン」のガイド音声は「Dr.あきこの公式ＬＩＮＥ」で配信中・巻末参照）

このとき、体の筋肉に力が入っているのに気づいたら、緩めるようにする。また、冷たいと感じていたところが温かくなっていたり、呼吸が浅かったのが深くなっていたりするような変化にも気づきを向ける。

「はい、ではゆっくりと目を開けてください」
その声で多恵はハッと目を覚ました。葉月のガイドに従って真剣に「ボディースキャン」を行っていたはずだったが、気づいたらすっかり眠っていた。
「次は、『呼吸瞑想』をします。マットの上であぐらの姿勢になってください。椅子を持ってきて座ってもいいです」

多恵は、今度は眠らないぞと心に決めて、マットの上であぐらになった。

「お尻が安定する位置を探して、どっしりと座りましょう。腰骨を立てて背筋をスッと伸ばしたら、顎を軽く引きます。目は閉じるか、少し前の床を見つめておくようにしましょう」

多恵は心の中でやれやれと思っていた。「このまま1時間座らせられたらどうしよう。格好つけないで椅子の方に座ればよかった」など、始まる前からいろんな考えが頭をぐるぐると駆けめぐった。

「今日は10分間の瞑想を行います。いろんな考えが浮かんでくると思いますが、できるだけ吸う息、吐く息に意識を向けるようにしましょう。もし、呼吸ではないことを考えているのに気がついたら、その考えをいったん受け入れてからそっと手放し、また次の呼吸に意識を向けるようにします」

多恵の考えごとを見透かしたように、葉月は言った。

「体に入ってくる空気の流れを感じてみましょう。呼吸を操作する必要はありません。吸っている、吐いている、ただそのことを感じるだけです」

多恵は、自然に息を吐こうとしたが、息がうまく吐けなかった。呼吸を操作しないと言われても、なかなか難しかった。呼吸が浅い。こんなに自分の呼吸が浅いなんて知らなかった。

そう感じているのも束の間、気づいたら多恵は、「今何分だろう」と時計を確認していた。

次に、あぐらを組んでいる足が痛くなってきた。足の位置を変えたかったが、動いてもいいものか考えていたら、今度は今日の夕飯のメニューを考え始めた。

「呼吸に意識が向いていないことに気づいたら、また意識を呼吸に戻しましょう。優しくそっと意識の向きを変えるだけです。雑念があることは失敗ではありません。脳の自然な働きです。いつでも気づいたら呼吸に戻ってくればいいのです」

多恵は、またもや葉月の声で自分が考えごとをしているのに気づき、呼吸に意識を戻した。

「これは気づきのトレーニングです。頭を空っぽにする訓練ではありません。雑念が湧き起こるのは失敗ではありません。雑念があるのに気づいたら、呼吸に意識を戻す。気づいて戻す、気づいて戻す。この繰り返しで脳に変化が現れ、自己コントロールの力が高まるのです」

【呼吸瞑想】呼吸を使った、「今、ここ」に意識を向けるトレーニング。心配事や過ぎたことについて考えすぎて疲れた脳に休息を与える。同時に「今、ここ」にある思考や感情に意識を向ける練習でもある。ストレスを軽くし、集中力を上げ、感情のコントロールにも役立つ方法。

① 床や椅子に座り、姿勢を整える。目を閉じるか薄目を開けて、どこか1点を見つめる。

② 足の裏やお尻、手などの体の感覚に意識を向ける。

③　呼吸に意識を向ける。鼻を通る空気の流れ、呼吸にともなう胸やお腹の動き、呼吸の深さや速さなど。呼吸を操作する必要はない。自然な呼吸にまかせた状態で、それを観察する。

④　呼吸から意識が離れ、考えごとをしているのに気づいたら、そのことを失敗だと捉えずにただ受け止めて、次の呼吸に意識を向ける。

⑤　短い時間でいいので、たとえ一呼吸でも毎日継続する。

（「呼吸瞑想」のガイド音声は「Dr.あきこの公式ＬＩＮＥ」で配信中・巻末参照）

私がランチをするためにカフェテリアに行くと、ちょうど多恵もレッスンを終えてランチに来ていた。

「どうでしたか？」

「ちょっと難しかったというか、ちゃんとできなかったと思います。でも、終わってみると頭がスッキリしている気がします」

「良かったです。ちゃんとできたとかできなかったとか、考えなくてもいいんですよ。自分に意識を向ける時間を作るだけで満点です。それでは、ここで『食べる瞑想』もやってみましょうか。わざわざ時間を作らなくても、毎日の食事中にできるマインドフルネスですよ」

「えー、まだやるんですか。せっかくレッスン終わったのに」
多恵は納得いかない様子ではあったが、私は定食のみそ汁を使った瞑想法を教えた。

【食べる瞑想】　みそ汁編　みそ汁を1杯飲み終わるまで、食べること、飲むことに集中する方法。五感を磨くと同時に脳疲労を軽減する。消化が良くなる、食べる量が減る、味わいが深くなるなどの効果が期待できる。

① テーブルの上には、食べ物以外のスマホや本などを置かない。
② みそ汁をよく観察する。具材や湯気など。香り、味、手の温もり、口の中のみそ汁の感覚、具を噛むときの音、汁を飲むときの喉の感覚などをじっくりと観察する。飲みこみ終わったら、次の一口を飲む。
③ 食べながら考えごとをしているのに気づいたら、みそ汁に意識を戻す。
④ みそや具材を一つ選び、それが育てられ加工されてここに来るまでの過程を想像する。作った人、関わった人、自分の健康、今の環境などに感謝する。

「瞑想って、目を閉じてじっとすることだと思っていました。こういうのもあるんですね」

「食べることも、歩くことも、心の声に耳を傾けることも、なんでも瞑想になりますよ。心を『今・ここ・自分』に置いて過ごせば、すべてマインドフルネスです」

「心を『今・ここ・自分』に置く……」

多恵は、そんなことは考えたこともなかった。心ここに在らずという言葉はよく聞いていたが、それは目の前のことをちゃんとしなさい、という意味だと捉えていた。幼いころから周りに迷惑をかけずにやるべきことをしなさいとずっと教えられてきた。正直、このレッスンに意味があるとはまだ思えていなかった。

ただ一つ思ったのは、さっきのレッスンや先生と話をする以外に、「今・ここ・自分」に意識を向ける時間はほとんどなかったということだった。何もしないでぼーっとしているのは、無駄な時間で後ろめたい気持ちがするので、普段はちょっとした空き時間にもスマホを開いたりして常に何かをして過ごしていた。たまには、ゆったりと何もしない、感じる時間を作ってもいいのかもしれない、と思い始めていた。

「では、多恵さん、次にお会いするまでの1週間、『呼吸瞑想』『ボディースキャン』『食べる瞑想』の三つについて、毎日どれか一つは取り組んでみましょう。それが今度の宿題です」

「わかりました、やってみます」

（「瞑想」のガイド音声は「Dr.あきこの公式LINE」で配信中・巻末参照）

禁酒のための三つの準備

次の診察のとき、多恵は、明るい顔で私に報告した。

「先生、1週間やりました。『呼吸瞑想』は、先生の瞑想ガイドを聴きながら毎日5分やってみました。朝起きて、静かに座る時間がだんだん心地良くなってきて習慣になりそうです。朝は、毎日みそ汁を作るので、初めの三口だけは、『食べる瞑想』をやっています」

「早速二つも毎日実践してくださったんですね、嬉しいです。『ボディースキャン』はどうですか?」

「寝る前にやろうと思っていたんですけど、お酒を飲むとすぐに寝てしまってほとんどできませんでした。ただ、昨日は飲まなかったんです。ちょっと頑張ってみようと思って。お酒がないと眠れないかもしれないから、寝つきが良くなるって聞いたボディースキャンをやってみることにしました。ガイドに合わせてやったら、20分最後までできました。いつもは夜中に2回くらい目が覚めてトイレに行くのですが、昨日は久々に朝までぐっすり眠れたんです。スッキリ目覚めて体が軽くて、今日はとっても気持ちがいいです」

酒を飲まなかったのも、多恵の眠りの深さに影響している。酒を飲むと、初めの90分は深い眠りになるが、その後は眠りが浅くなり、たびたび脳が覚醒してしまう。このような睡眠では記憶の整理ができずに前日の記憶があやふやになりやすい。さらに、飲酒して眠ると、良い記憶よりも悪い記憶をより多く覚えてしまうという研究結果がある。悲観的になりやすいので、気分が落ち込んでいる人は、特に飲酒はしない方がよい。

「落ち込んだら飲みたくなりますけどね。最近はかなり落ち込んだりイライラすることが多かったので、もしかすると飲酒するから落ち込んでいたのかもしれません。今週は7日のうち6日は飲んでしまったのですが、そろそろ本気を出してやめようかと思います」

「わかりました。ではいつからやめますか？」

「え……、はい、今日からやめます」

「家にお酒の買い置きはありませんか？」

「ビールが3本くらいとワインが2本あります」

「では、2週間先をスタート日にして、それまでに家のお酒は飲んでしまうか、誰かにあげてください」

「では、あと2週間後、息子の誕生日からにします」

「いいですね。覚えやすい日に決めておくと、やめた日から何日経過したのか振り返りやすくなります。10日達成、1か月達成と数えやすくなるので、成果が見えてやる気がアップします」

私は続けた。

「やめるためには、他にも準備が重要なんです。一つずつお伝えしますね」

●禁酒の準備①　環境を整える――見ない、言わない、聞かない

私は、自分も同じような経験を乗り越えてきたことを話した。自分の経験があるからこそ、この仕事をしているのだと思う。

「疲れて帰ってきて、冷蔵庫を開けたときにおいしいそうなビールが目に入ったら、つい手が伸びてしまいそうですよね」

「先生も?」

「コンビニやスーパーのお酒コーナーも、お酒が目に飛び込んでくるので、誘惑されるところですね。いつでも手を取ってしまう場面に出くわさないように気をつけて行動することが大切です」

まず、家の酒は全部スタートまでに飲むか捨ててしまう。そして、酒を売っている場所や飲める店には行かないようにする。スーパーやコンビニでも、どのようなルートで歩くと酒のコーナーの前を通らないで済むのか考えて移動するのは効果的だ。

「一生続けると思わずに、1か月間の期間を決めて取り組みましょう。飲みたくなるトリガー

を減らすことがまず大切です。関係のない人にお酒の話をしたり、お酒についての動画やCMを見たりするのも、飲みたい気持ちを呼び覚ましてしまうので、できるだけ避けましょう」

次に、家族や親しい人に酒をやめることを伝える。

「身近でよく一緒に飲む人には、必ずやめることを伝えてください。どうしてやめたいかもできるだけ正直に伝えたほうが、協力を得られやすくなります。簡単なチャレンジではありません。失敗する可能性も十分あります。依存から抜けるまではイライラするかもしれません。それでも成功するまで見守ってほしいと伝える必要があるのです」

「私、先週退院して初めてワインを飲んだときは、家族にバレたくないと思って、とっさに飲んでないふりをしました。翌日からは開き直って飲んでいましたけど」

「できるだけ、家族にも正直に自分のことを話していくようにしましょうね。これから大きなことを乗り越えるための、大切な協力者ですから」

●禁酒の準備②　モニタリング

「新しい習慣を身につけるのに、とても有効なのは監視されることです。『モニタリング』という方法で、誰かに見られていることを有効に活用する方法です。自分1人のときと、誰かに見られているときは行動が違うでしょう。今家にあるビールは、もし、ご家族と一緒に買い物に行っていたら買っていたでしょうか？」

「多分、買わなかったと思います」

「普段一緒にいることが多い人は誰ですか？」

「娘と職場の仲間です」

「ではその人たちに宣言してしまいましょう。宣言した相手の前では、お酒を飲みづらくなりますので、自然に飲むことを自粛するようになります」

●禁酒の準備③　記録する

「スマホのアプリも効果的です。禁酒や禁煙のアプリがいくつかありますので、自分に合うものを見つけて登録してみましょう。飲まなかった日はアプリで記録しておくだけで、成果が上がっていくのを見るのが楽しくなり、モチベーションが上がります」

やめる気持ちを保ち続けるための睡眠の取り方

「ところで多恵さんは、1日何時間くらい眠っていますか？」

「夜10時ごろ気づいたらうたた寝していて、12時ごろに1回起きて、2時ごろに眠って、その後4時ごろ目が覚めて……、朝また支度をする時間までベッドでうとうとします。合わせると5時間くらいでしょうか」

「あまりぐっすり眠れていないみたいですね。睡眠を整えることは依存から抜け出す近道です。改善していきましょう」

うつは、依存症の大きなリスク要因である。そして、睡眠不足はうつと同じ脳の状態を作り出す。国立精神・神経医療センターの研究では、健常者に睡眠時間4時間程度の「睡眠不足の状態」と睡眠時間8時間程度の「よく寝た状態」を体験してもらった。

その後、それぞれの状態で3枚の写真を見せ、脳活動の変化を機能的MRIで評価を行った。3枚の写真とは人の顔の写真で、1枚が恐怖の表情、1枚が普通の表情、1枚が幸せな表情である。

その結果、睡眠不足の状態では、恐怖の表情を見ると扁桃体の活動が活発になっていた。扁桃体はストレスを感じたときに反応する脳の部位だ。扁桃体の活動が過剰になると理性が働かなくなる。怒り、塞ぎ込む、不安がぬぐいされない、そういう思考をコントロールできなくなり、何かの行動に出てしまう。

その行動とは何か。人によっては誰かを殴ったり大声を出して怒鳴りつけることかもしれない。そして、人によってはお酒を飲んだりお菓子を食べたり、ギャンブルをしたりすることかもしれない。スカッとする何かを求め、その衝動を止めることができないのが、扁桃体の過剰な活動の結果だ。本当はやめたいと思っているのに、扁桃体の嵐に飲み込まれて、つい、うっかり、「もう、飲んでしまえ!」と本心を無視して衝動に流されてしまう。

そうなるのを防ぐために、質の良い十分な睡眠は必須だ。睡眠を軽視していては、いつまで経ってもゴールに近づかない。

良質な睡眠を十分に取ることは、依存から抜け出すための近道だ。脳を整えるのに必要な睡眠時間の目安は7時間だ。最も長寿と言われる睡眠時間でもある。

そうはいっても個人差がある。7時間寝ないとダメだと、眠れないのに頑張る必要はない。たとえ6時間でも起きたときにスッキリと気分が良く、日中に長時間座って退屈な話を聞いても眠くならないくらい覚醒度が高ければ、その睡眠で十分だろう。

もし、眠りたいのに眠れない、だからお酒を飲むと思っていたら、それは大間違いだ。飲酒をすると眠りが浅くなり、疲れが取れず、ストレスを感じやすくなる。また、スマホを見続けると、脳からドーパミンが分泌されて覚醒してしまい、眠れなくなる。眠りを妨げる原因こそが、依存している物質や行為であることが多々ある。どちらも足を引っ張っているのは事実だ。だからこそ、断ち切るために何かアクションを起こさなくてはいけない。

眠れないのを改善するためにできることはたくさんある。薬以外にも。例えば次のようなことだ。

●朝の日光を浴びる

神経伝達物質のセロトニンの分泌を促し、夜の眠りを整えるホルモンのメラトニンを増やす。ウォーキングをして足をリズミカルに動かせば、さらにセロトニンの分泌効果が高まる。

そこまで元気が出ない、時間がないという人には、「目玉ポーズ」がお勧めだ。頭の後ろに両手を当てて、状態を軽く反らせて空を見上げてぼーっとする。終わったら頭をポンポンと優しく叩きながら「大丈夫」と自己暗示する。たった数秒で幸福度が上がり、その日のスタートが爽やかになる。そして寝つきも良くなるとっておきの方法だ。

詳しくは拙著『こうすれば、夜中に目覚めずぐっすり眠れる』（共栄書房）を読んでほしい。

●ジャーナリング

眠れない人にありがちなのは、布団の中でその日あったことや明日のことなどについてグルグルと考えを思いめぐらせることだ。この思考の連鎖を止めるのに有効なのが、「ジャーナリング」である。

やり方は、その日あったこと、感じたことを紙に書き出してみるだけである。頭で考えていると取り止めもなく思考が広がったり繰り返されたりするが、紙に書き出すと同じことをもう一回書くことはない。また、不意に違うことを突然書き出すこともほぼない。効率の良い思考となり、頭が整理されてスッキリとする。

●ボディースキャン

前項で多恵がレッスンを受けた、マインドフルネスの方法の一つ。体の部位に意識を向けていると、無意識に力んでいることに気づいて緊張を緩めることができる。無理に体の力を抜くのではなく、ただ寝っ転がって気づいていくだけという方法だ。瞑想ガイドを使うと聴いているだけで眠くなってくるという人が多い。

睡眠については、YouTube「マインドフル睡眠チャンネル」（巻末参照）で、寝つきの良くなる食事、グッズ、方法を多数紹介しているので、ぜひ参考にしてほしい。

【睡眠のまとめ】

- 睡眠は理性を働かせるために不可欠。
- 7時間睡眠を目指そう。
- 眠れないときは、「朝の日光を浴びる」「ジャーナリング」「ボディースキャン」をやってみよう。

幸福度を上げる食べもの

「食事には気をつけていらっしゃると言われていましたね。せっかくなので心を安定させてイライラを防ぐのに役立つ食事方法についてもお伝えしますね」

何を食べるか、いつ食べるか、どのくらい食べるか、この三つは心の安定に大きく関係する。食べたいものを好きなだけ好きな時間に食べることは、一見幸せでストレスを溜めないように感じるかもしれないが、実は脳と体にとってはストレスを抱えさせる結果となる。ここまでメカニズムと例をお伝えしたように、ストレスを抱えることは依存を作り出す。

血糖値がすぐに上がる食べ物は、ストレスになる。食べてすぐに血糖値が上がり、その後急速に下がる。この血糖値が下がっていくときにイライラ、疲れ、眠気などの不快感をもたらす。

朝に血糖値を上げすぎると、昼前に血糖値が下がってイライラしやすい。昼食に丼物や麺類で糖質ばかりのメニューを選ぶと、残業する羽目になったとき、血糖値が下がりすぎて疲労に耐えられない。寝る直前におやつや遅い夕食で糖質をたっぷり取ると、夜間に低血糖になって目が覚める。

糖質は控えめを維持して、代わりに良質な脂質とタンパク質をこまめに補給するのが幸福な1日を過ごすのに役立つ。ココナッツオイルを入れたコーヒー、卵料理、チーズ、ナッツ、魚などをたっぷり取って、糖質以外の栄養素で元気に過ごそう。

糖質が大好きな人は、食物繊維をたっぷり一緒に取ることで、急な血糖値の上がり下がりを予防できる。おやつには、煎り黒豆、昆布、甘みを抑えたココアなどがお勧めだ。

ビタミンBが不足すると、エネルギー不足となって疲労が強くなる。ビタミンCは、筋肉を作り日光や精神的なダメージからストレスを守ってくれる。不足すると疲労し、心が不安定になる。

ビタミンB群は、豚肉を多く取ると効果的に摂取できる。ビタミンCは、野菜やフルーツに豊富だ。ピーマンやベリー類を積極的に摂取しよう。

ただし、ビタミンB群もビタミンCも食いだめはできない。毎食食べるのが無理な人は、サプリも活用することをお勧めする。サプリを選ぶときは、裏の表示をよく見て、十分な量が入っているものを選ぶようにしてほしい。安全で十分量が入っているサプリを見つけるのは意外と難しい。安価で効果のないサプリを選ぶよりも、医療機関専用サプリを選ぶのが賢明だ。

【食事のまとめ】

・糖質は控えめに、脂質を増やし、タンパク質も必要量を取る。
・ビタミンB群とビタミンCを増やす。
・食物繊維を増やす。
・必要であれば不足しがちな栄養素を補うためにサプリを使う。

前向きになれる体の動かし方

「筋トレもメンタルを整えるのに有効ですよ。筋肉を動かすことによってテストステロンの分泌も促されます。やる気のホルモン、テストステロンを増やすことで自信もつきます。スポーツをすることで得られる心理的なメリットは計り知れません」

「体を動かすのは大切だとは思うんですけど、普段、全然運動しませんね……」

「リズミカルに体を動かすだけでもいいんです。何もダンスをしなさいと言っているわけではありません。テンポよく歩くこと、ジョギング、床の拭き掃除、ゴルフの素振り、その場でジャンプ、ステップ昇降運動など、いくらでも方法はあります。有酸素運動のほとんどがリズム運動になります。それで、セロトニンの分泌が促されるんです」

運動が嫌いでも、1日の歩数を増やすことで抑うつを予防できる。気分が落ち込まないということは、それだけ依存の物質や行動に頼るリスクを減らせる。1日4000歩未満の歩数で、息が軽く弾むような運動もしていない人は、うつ病のリスクが高い。
4000歩さえ歩くのはハードルが高いという人がいたら、せめて座りっぱなしの時間を短くしてほしい。座りっぱなしの時間が長いほど抑うつのリスクが上がる。最も健康状態が良いのは、30分に一度立ち上がる人だ。運動は、やりすぎによるデメリットもあるが、動くことは、依存から抜け出すのに役立つ。ヨガも依存症の改善に有効だ。

【運動のまとめ】

・座っている時間を短くするか、こまめに立ち上がろう。
・1日の歩数を4000歩以上にしよう。
・リズム運動や筋トレはストレス軽減に有効。

自信が湧いてくる姿勢の作り方

「日常生活の姿勢も意外とメンタルに影響を及ぼしているんですよ。例えば、三角座り（体育座り）をして床を見つめているときに、頑張ろうという前向きな気持ちになりませんよね。逆に、両足を広げて立って腰に手を当ててごくごくと牛乳を飲むときには、後ろ向きな気持ちにならないですよね」

「たしかに、下を向いてスマホばかり見ていたら、気持ちは後ろ向きになりそうですね」

「気分が姿勢を作ることもあるし、その逆に姿勢が気分を作ることもあるんです」

姿勢を変えるだけでストレスホルモンが減る。スタンフォード大学の研究で、大きく見せるような姿勢をするとコルチゾールが減り、テストステロンが増える、逆に、体を小さく丸めるようにするとコルチゾールが増えて、テストステロンが減るという結果が出ている。テストステロンはやる気を高め、コルチゾールは痛みや疲労を強く感じさせる。

下を向いてスマホばかりを見ていたら気持ちは後ろ向きになり、「依存から自由になろう」という意欲が下がってしまう。そして、ストレスを感じやすくなり、快楽で気を紛らわせようという気分になりがちだ。


【姿勢のまとめ】
・姿勢良くして過ごそう。
・空き時間にスマホばかり見るのはやめよう。

自然環境でストレスレベルを下げる

「最後に、木々の緑や水の流れを見ることや川のせせらぎや波の音を聞くことも、私たちの心を癒してくれます」

「そうでしょうけど、仕事も家事も忙しくて、そういう場所にはなかなか行けそうにありません……」

「できるだけ本物の自然が望ましいですが、自然音のミュージックでもいいんですよ」

「音楽でもいいんですか？　それなら手軽にできそうです」

忙しい都会生活の中で、森や海や川に行くことができない場合は、公園を歩くだけでも構わない。部屋に観葉植物を置く、家具は茶色や緑などのアースカラーにする、などの方法でもストレス軽減効果がある。これは、科学的にも裏付けされている。コルチゾールやアミラーゼといった、ストレスを反映する物質が減ることが研究によって報告されている。


【自然環境のまとめ】
・緑の木々が見えたり水の音が聞こえる場所に行く。
・オフィスや自宅に観葉植物を置く。
・窓は広い方が良い。家具は自然に近い色が良い。

多恵は、レッスンで受けたこれらのアドバイスを無理のない範囲で少しずつ実践していった。そして、治療を始めて1年後、酒もタバコもきっぱりやめることができた。

酒とタバコは、世界中の多くの人が日常の習慣としている。しかし、その習慣が、多恵と家族の歯車を狂わせていた。多恵は、もう冷蔵庫にビールがなくてガッカリすることはない。タバコがなくても、吸う場所がなくてもイライラしない。家族と一緒に過ごす今を楽しみ、温かい幸せを感じているようだ。

第5章　悪習慣の罠からの脱却

1　菜々子のチョコレート依存

チョコレート依存からの脱却を決意

　勤務中に突然倒れて病院に運びこまれた菜々子は、病院の先生から「てんかんかもしれない」と診断され、その後、詳しく検査してもらった。だが、特に異常はなく、すぐに職場に復帰できた。

　先輩の夏美が声をかけてきた。

「この前は大丈夫だった？　倒れたって聞いたけど」

「ご心配おかけしてすみませんでした。検査してもらって、結局、なんともなかったんですけど、あのとき、どうして倒れたのか原因がわからないから、まだちょっと不安です」

「実はね、私も以前、倒れたことがあって」と夏美は話し始めた。

「私、昔はすごく太ってたの。チョコレートとか大好きで、ケーキとかシュークリームとか、アイスクリームも毎日食べてた。いっぱい食べてるのに、いつも疲れてフラフラしてた」

「え、なんか私みたいです。それでどうしたんですか？」

「病院に行って調べてもらったら、栄養不足だったの」

夏美は私の患者だった。彼女を診断したとき、夏美は甘いものの食べすぎでカロリーはオーバーしていたが、必要な栄養が全然足りていなかったのだ。

「それで、クリニックで教えてもらったとおりに、いろいろやってみたの。そしたらチョコレートもケーキも、シュークリームもいつの間にか別に食べたいと思わなくなったの」

夏美の話を聞いて、菜々子もチョコレート中毒を卒業したいと決心し、私の病院に来たのだった。まずは、診察室に来た菜々子の栄養状態を血液検査でチェックしてみた。すると、タンパク質、鉄分、亜鉛、ビタミンB群が不足していた。

「菜々子さん、甘いものを食べすぎていると、栄養の吸収が悪くなったり精神状態が不安定になるんです。チョコレートの食べすぎを止める方法がありますが、一緒にやってみますか？」

「よろしくお願いします。チョコレートは自分の癒しだと思っていましたが、体調の悪くなる原因だったんですね。チョコレートがなくても元気な自分になりたいです」

脱依存のアプローチは、まず依存があることを認めること、そして脱依存が必要だということを納得することから始まる。菜々子はすでにそれをクリアしていた。

アメリカでは、「MB-EAT（マインドフルネスに基づいた食事の認知療法）」というプログラムがある。肥満や糖尿病を改善するプログラムとして米国で行われている治療法だ。

内容の中心は、食行動への気づきを高めることに終始している。気づきを高める方法として、瞑想、栄養や身体活動に関する知識を学ぶことなどで構成されている。甘いものへの依存には、このMB-EATのエッセンスがとても役に立つ。

私は、菜々子に食べる「トリガー」についての質問をした。

「どんなときにチョコレートを食べたくなりますか？」

「仕事中です。特に、午後が多いです」

「どうしてその時間に食べたくなると思いますか？」

「仕事が溜まってくるとイライラして、とりあえず食べて落ち着こうと思います。あと、ランチでお腹いっぱいになった後は眠くなるから、甘いものでシャキッとしようかな、って思います。夕方はもう、体がだるくて疲れ切っています。こんなときは甘いもので元気をつけないと頑張れません」

私が質問すると、菜々子はなぜ食べたくなるのかを自分で分析していった。自分でこれだけ気づいているのは素晴らしかった。まずは、自分のパターンやきっかけに気づくことが大切だ。パターンがわかれば、そうならないような仕組みを考えることができる。

例えば、昼食後の眠気がトリガーになっているなら、眠気が来ないようにするためにできることは何だろうかと考えればよい。前日に十分な睡眠を取るのが1番の解決法だ。そして、血糖値が急速に上がると、その後、眠気が起こりやすくなるため、昼食は炭水化物が少なめのメニューを選び、食べすぎないようにすると眠気対策になる。

こうして一つひとつ気づくことで失敗パターンを減らしていける。

なぜ食べたいのか自分と対話する

「これから1か月くらいかけて甘いものから離れていきますが、注意することがあります。それは、我慢して頑張ろうと思わないことです」

「無理して我慢しなくてもいいんですか?」

「ええ、食べたくなったら自分の中でもう1人の自分と話をするといいですよ。『食べちゃダメ』と叱るのではなくて、『なんで食べたいのかな?』って深掘りする感じです」

これを食べたらダメだと思うと、余計に食べたくなる。どんなものでも避けようとすると、それはついて回る。

ロシアの文豪ドストエフスキーの「冬に記す夏の印象」という作品の中に、次のような一文がある。

「白熊のことなぞは思い出すまいと、心に固く決めてみるがいい。そうすれば必ず、いまいましいことに、その白熊のやつがしょっちゅう頭に浮かんでくるに違いないのだ」

この言葉は、実際にアメリカの心理学者ダニエル・ウェグナーが心理学の実験で検証している。白熊のことを考えないようにと言われた被験者は、そうでない被験者に比べてはるかに白熊のことを考えていた。

つまり、「チョコレートを食べてはいけない」と頭で連呼するほど、チョコレートの映像が頭に浮かんでしまうのだ。自分の感情に蓋をすることはできない。食べたい気持ちを受け入れて初めて、その気持ちを変化させることができる。自分の気持ちを見つめ、好奇心を持ってその気持ちを観察し、深堀りしていく。

私は、菜々子に自分と会話する手法を教えた。できるだけ言語化すると、漠然とした思考が明確になって自己分析をするのに効果的だ。

菜々子は、自分の中のもう1人の自分を「ミイちゃん」と呼び、頭の中で会話してみることにした。ミイちゃんは、幼いころいつも持ち歩いていた人形の名前だ。
自分「チョコレートが無性に食べたくなってきた」
ミイちゃん「無性に食べたいのね。どうしてそんなに食べたくなったの？」
自分「いっぱい仕事をこなして頑張って疲れたの。自分にご褒美あげたいと思ったの」
ミイちゃん「あなたのご褒美はチョコレートなのね。チョコレートを食べたらどんな気持ちになるの？」
自分「甘くてホッとする」
ミイちゃん「じゃあ、1個食べたらホッとして、仕事に戻るの？」
自分「いや、いつもそのまま何個も食べてしまう。手が止まらなくなるの。そして、目の前にあるものを食べ切ってから『またやってしまった』って後悔する」
ミイちゃん「食べた後は後悔するんだ。後悔しないで済むようなご褒美は他にない？」
自分「ナッツを食べるのも好き。炭酸水を飲むのもスカッとするかな」
ミイちゃん「食べ物以外では？」
自分「好きな音楽を聴くとか、小説を読むとか。でも仕事中にするには手間と時間がかかってしまうから、やっぱり食べ物の方がいいかな。即効性もある気がする」

ミイちゃん「じゃあ、チョコレートをナッツにしてみるのはどう？　後悔しそう？」
自分「ナッツなら罪悪感も少ないし、食べすぎないで済むような気がする。今回はナッツにしてみようかな」

こんな感じで、もう1人の自分と対話してみると、今まで自動的な思考によって、イライラしたり疲れたらすぐにチョコレートを食べていた流れに変化が起こる。立ち止まって自分と会話する。これだけで、食べ物への依存行動は随分変わる。

もう一つ有効な方法がある。それは、少しの量をじっくり味わうことだ。チョコレートを一つ口に入れた瞬間にスマホの画面を見始めると、口の中のチョコレートを味わうことができない。脳は意外と不器用で、一度に一つのことしかできない。チョコレートを口に入れて味を感じたのも束の間、スマホを見始めたら、味には意識が向かない。

だから、チョコレートを別の食べ物に変えたり、他の癒し行動に変えるのではなく、チョコレートを食べるときに、あえて目を閉じて味や香り、口の中の感覚に全集中を向けるのだ。

この方法によって、少量でも満足することができ、味わいが深くなるので、食べすぎを防ぐことができる。おいしいものはよりおいしく楽しむことができるし、逆に、たいしておいしくないと気づいたら、それ以上食べることはないだろう。

マインドフル・イーティング

私は菜々子に「マインドフル・イーティング」のレッスンを受けることを勧めた。これまで20年以上続けてきた食事に関する考え方や習慣を変えるのは、たやすいことではない。やめられないと苦しんでいるなら、専門家の助けが必要だ。また、1人で行うより仲間がいた方が続けられて、習慣化しやすい。

菜々子は、葉月のマインドフル・イーティングのレッスンに参加した。このレッスンでは、マインドフルネスやマインドフルに食べる方法を具体的に教わる。ただ目を閉じてじっくり味わうだけではない。感情、思考、五感、体調の変化への気づきを高めるために、さまざまな知識や技を教えてくれている。参加者のほとんどは、肥満か糖尿病、または、菜々子のように特定の食べ物や飲み物（お酒も）に依存している。

レッスンに参加して4週目に、菜々子は、栄養の取り方についてのレクチャーを受けた。チョコレートなどへの甘いものに依存している人に効果的な「技」は、果糖などの液糖が入っている加工食品よりも、自然な食材を選ぶようにすることだ。

糖に依存性があることは先に述べたが、特に果糖は強力な中毒性を持つ。多く含まれる食品は、ジュースやコンビニなどで売られているようなスイーツだ。もちろん多くのチョコレートやお菓子にも入っている。

食物繊維がほぼ皆無の食材でこうした甘味料を摂取すると、血糖値が乱高下し、脳のモルヒネ受容体に結合して高揚感が得られる。だが、高揚感が下がっていくのも早い。マッチの炎のようなものだ。すぐに火がつき、消えていく。

この血糖の乱高下は、頭痛、眠気、強い疲労を招く。さまざまな理由から、ビタミンやミネラル不足も併せて起こることが多いため、菜々子のように突然倒れてしまうこともある。中には幻覚やてんかん症状を起こすこともある。

そこで、チョコレートの代わりになる、「代替食」を用意しておく方法がある。甘さを求めるなら、ナッツや果物などがお勧めだ。

こう言われて、「ナッツは甘いものじゃない」と思った人は、強い甘みに慣れすぎている可能性がある。アーモンドやカシューナッツをじっくりと噛み砕いていくと甘味は感じられるはずだ。これらの食材は食物繊維が多いため、吸収されるスピードが緩やかになる。

砂糖や人工甘味料のエネルギーと幸福感がマッチの炎だとしたら、こちらはじわっと燃え続ける線香の炎のようなものである。大きな高揚感ではないが、それなりに甘さによる幸福感があり、噛むことによって自律神経が安定して心は穏やかになる。しかし、ナッツや果物に依存する可能性もゼロではないため、食べすぎには注意しよう。

脂質の量を増やす食べ方をする

もう一つ、とても有効な技があった。甘いものを食べすぎる人の中には、体重を気にしてカロリーを制限する人がいる。菜々子もそうだったが、カロリーのことはいったん忘れてもらうことにした。

体に必要なエネルギーを計算するときにカロリーは非常に役に立つ。しかし、太りたくないという理由でカロリー計算をして調整しようとすると、カロリーの高い油の摂取を控えざるを得なくなる。だが、甘いものを食べすぎたからといって、油を取らないと、残りはタンパク質しかない。

タンパク質は、一度に吸収できる量が決まっており、食い溜めができないので、大量に摂取してもエネルギーとして使われたり筋肉として利用される量には上限がある。

もし、甘いものを食べすぎたからといって油を取らないようにしたら、多すぎる糖質と、それなりの量のタンパク質で1日のエネルギーをまかなうことになる。そんな栄養バランスでは、マッチをたくさんすって一時的に体を温めているようなものだ。エネルギーはすぐに使い切ってしまい、マッチ売りの少女のように凍えてしまう。

ちなみに、タンパク質の必要量は、1日に体重1kgあたり1～1・5gだ。体重が50kgだったら50gだ。だが、これを夕食だけでモリモリ食べても吸収しきれない。1食で食べて吸収できる量は、およそ体重1kgあたり0・3gで考えよう。体重50kgなら、15gだ。この吸収量には個人差がある。胃酸が少ない、萎縮性胃炎がある、ビタミンやミネラルが不足しているときなどは、これよりもタンパク質を吸収できる量は減る。

では、どうするかというと、「脂質の量を増やす食べ方」がお勧めだ。脂質といえば油、油といえば体に悪いという考えはもう古い。魚、アボカド、ナッツ、ごま、肉、卵など、脂質が多い食材は健康に役立つビタミンやミネラルがたくさん入っており、有害なものではない。

体に悪いのは、加工食品に使っている油である。ケーキ、ドーナツ、カレーのルウなどに植物油脂という名前で使われていることが多い。自然に近い状態で加工の過程が少ない油を使えば、体にとってはむしろエネルギーを効率的に作り出してくれる。

ケトン体という物質は、油から作られるエネルギーで、糖質よりはるかに多いエネルギーを作り出す。マッチどころか、木炭のように持続時間が長く高いエネルギーを作り出す。

葉月は、菜々子にココナッツオイルを勧めた。ココナッツオイルは調理のときに加熱しても酸化しにくく、すぐにエネルギーとなって元気をくれる。調理油としても、コーヒーやスープに混ぜても使ったりできる優れものだ。

また、糖質が欲しくなる人の特徴として、やせ型で筋肉量が少ないことがある。筋肉が少ないと、エネルギーが不足して疲れやすくなり甘味を欲してしまう。そうは言っても、筋肉をすぐに増やすのは難しい。そんなときは、やはり食事でエネルギーをしっかり取ることだ。

加えて葉月は、菜々子に睡眠不足には気をつけるようにアドバイスした。睡眠時間が短いと前頭葉の働きが低下する。前頭葉は自己コントロールに関わる脳の部位だ。睡眠時間が短いほど夜のおやつを食べる確率が上がるという報告もある。

マインドフル・イーティングのレッスンを受けてから、菜々子は、順調にチョコレートを食べる量を減らしていた。食べたくなったら「ミイちゃん」と対話し、本当はたいして食べたいと思っていなかったときは、食べないようになったし、食べるときは、しっかり味わって食べることにより、少ない量で満足できるようになってきた。

仕事中に倒れて病院に運ばれたとき、菜々子はこれからどうなることかと思ったが、こうして体の不調の原因がわかり、適切なアドバイスももらえて幸運だった。これからも食生活の改善に前向きに取り組んでいきたいと思う菜々子であった。

【甘いもの依存への対処法　まとめ】

・心＝甘いものを食べたくなったら、我慢しないで自分と対話する。

・技＝加工食品ではない自然な食品で代替食品を用意しておく。
・体＝油を多く含む食材を増やそう。睡眠はたっぷり取ろう。

2　哲也の小麦依存

不調の原因は遅延型食物アレルギー

哲也は、遅延型アレルギー検査を受けるために私の診察室にやってきた。病院で検査をして1か月ほど経ったころ、結果がわかった。

「検査結果ですが、小麦、グルテン、酵母などにアレルギー反応が強く出ています」

哲也が好きな食べ物は、ラーメン、うどん、パン、お好み焼きなど小麦粉で作られたものばかりだった。これらの誰もが食べている食べ物が、そんな名前の病気を起こすことがあるとは、哲也には信じられなかった。

小麦に含まれるグルテンは、果糖と同じように依存性が高い物質だ。食べたら多幸感を感じ、しばらくするとまた食べたい気持ちを呼び起こす。

小麦ばかり食べていると、グルテン過敏症や、リーキーガット症候群（第2章参照）になりやすい。症状は、頭痛、下痢、倦怠感、集中力の低下、抑うつなどだ。

哲也は、これらの症状で困っていたが、わざわざ病院に行くほどでもないと思っていた。実際に遅延型食物アレルギー（第2章参照）やリーキーガット症候群の患者の多くは、病院を受診せず診断がわからないまま不調を抱えている人が非常に多い。

検査の結果、哲也は小麦やグルテンにアレルギー反応が出ていた。いずれもレベルⅣで最高に高い反応だった。だが、ラーメンとパンは、哲也の毎日に欠かせないものだった。

「アレルギーがあるから小麦を一生食べてはいけないという訳ではないので、安心してください」

と私が言うと、哲也は少し安心したようだった。

「でも、まずは4週間ほど食べない期間を作らないといけません。体から一度アレルゲンを取り除いて、アレルギー反応が出にくい体を作りましょう」

「でも、先生、朝ごはんにパンを食べられないなら、何を食べたらいいんですか？　サラダとか、プロテインやサラダチキンとかですか？」

「私も昔は、麺類が好きでよく食べていましたので、その気持ちはわかります。でも、あるとき気づいたんです。実はラーメンを食べ始めたらそれほど味わっていないって。食べる前はワクワクして良い気分なんですけど、食べ終わった後はそうでもない。結局、食べすぎたなーって後悔して嫌な気持ちになっていましたした。哲也さんもそんなことないですか?」

「たしかに先生の言うとおりです。イライラしたり疲れたりしていると、ついガッツリ食べてしまって、その後、お腹が重くなったり、体調が悪くなったことがあります」

哲也はラーメンやパンを食べて幸せを感じていたが、食べすぎだとわかっているのにやめられないということは、すでに依存の傾向が出ていた。毎朝の腹痛や下痢、頭痛や体のだるさなどは、前日に食べたラーメンやパンが原因だった。自分にご褒美をやるつもりで、実は自分を痛めつけていたのだ。

「でも、味気ない食事はやっぱり嫌ですね。サラダよりラーメンがうまいに決まっています。そんな我慢だらけの人生に生きている意味はあるんだろうかと思えてきます」

「あ、哲也さん。炭水化物を減らしても、結構おいしいものは食べられますよ。ステーキとか、オムレツとか、サーモンソテーとかいろいろありますから。居酒屋メニューならほとんどいけます」

「肉とか卵とかもいいんですか?」

「どんどん食べていいんですよ。『ケトン食』という食事療法があって、アメリカでは100年以上の歴史がある栄養法なんです。糖質はかなりカットしますけど、その代わり卵、肉、魚、アボカド、ナッツ、ココナッツオイル、バターなどをたくさん食べることができるんです」

「へえー。野菜とかはあまり入っていないんですね」

「もちろん、野菜は大事です。食物繊維やビタミン、ミネラルが足りないと不調が良くならないですから。今伝えた食材に野菜や豆や海藻をプラスしたら、結構お腹がいっぱいになります。腹持ちも良いですよ」

ケトン体を作る食事療法

「ケトン食」とは、体内にケトン体（ketone bodies）という物質を作り出すための食事療法である。ケトン体は体のエネルギー源である。糖から作られるグルコースもエネルギー源であるが、グルコースよりも多くのエネルギーを作ることができ、体に蓄積されないので肥満の原因にならない。しかも、老化を防ぎ、神経保護作用もある。てんかんや、2型糖尿病、頭痛、パーキンソン病、認知症、肥満、うつ病など、さまざまな病気の改善が報告されている。病気がない人も安心して行える食事療法だ。

　脂質はケトン体を作りやすく、糖質はケトン体を消す働きをするので、その性質を利用して食事内容を調整する。取り組み始めてすぐは、胸やけ、腹痛、吐き気などの反応が強く出ることもあるので、疾患のある人はケトン食を始めるにあたって必ず主治医に相談した方がいい。

栄養配分は、ケトン比で考える。ケトン比とは、「脂質（F）：｛タンパク質（P）＋糖質（C）｝」の重量比である。ちなみに糖質とは、炭水化物から食物繊維を引いたものだ。

ケトン比を「1：1 → 2：1 → 2.5：1 → 3：1」と、少しずつ脂質量を増やしていくように献立を組み立てていくことが推奨される。ビタミンやミネラルが不足することもあるので、必要に応じてサプリメントも利用することが望ましい。

炭水化物依存になっている人の多くは、忙しくて食事を取る時間が少ない。麺類やコンビニの食事で手早くエネルギーを取りたい人が多いようだ。そんな人は、朝食を抜くパターンにもなりやすい。

この場合、昼食メニューで糖質を取ると、急速に血糖値が上がりインスリンが大量に分泌されてしまうため、食事の回数の少ない人は、よりいっそう脂質とタンパク質中心のケトン食を意識したメニューを選んだ方がいいだろう。夕食を取る時間が遅くなる人も同様だ。絶食時間が長いほど、その後に摂取する炭水化物のデメリットが大きくなるからだ。

「私は、親の影響で小さいころからよく料理していたんです。メニューを考えたりするのも好きなので、ケトン食のメニューを考えて作って食べてみようかなと思います」

「いいですね！　では、これからケトン食の献立のポイントを教えるので、ぜひ作ってみてください」

哲也は、本当にできるかな？　と思いながらも、今までになくやる気になっているのを感じていた。

【炭水化物依存への対処法　まとめ】

・心＝小麦や炭水化物に依存していることに気づく。楽しんでおいしい献立を考える。
・技・体＝脂質の量を増やし、ケトン体で体のエネルギーを満たす。

3　こころのスマホ依存

うつ病と診断

こころの祖父は、こころが小学校高学年のころに脳梗塞になった。祖父は、こころが幼いころからよく面倒を見てくれた。幼稚園まで迎えに来てくれて、帰り道は公園に寄っていろんなことを教えてくれた。虫のこと、鳥のこと、花のこと、雲の形や名前まで、なんでも知っている博士みたいな祖父だった。

ところが、ある日倒れてから寝たきりになり、話もうまくできなくなった。病院では看護師たちに荷物のように運ばれ、動かされ、それを見ていると、幼いこころはとても悔しかった。

「おじいちゃんを物みたいに扱わないで。自分たちの話をしながらお世話をしないで。おじいちゃんはすごい人なのに、この人たちは何も知らないくせに」

そんな風に叫びたい気持ちだったが、何も言うことはできなかった。

ただ、1人の看護師だけは違った。その看護師は、祖父を「先生」と呼んだ。祖父が持っている鳥の図鑑を一緒に見て祖父に質問したり、窓の外の桜の木にとまる鳥の名前を聞いたりしていた。祖父はうまく喋れなかったが、オスとメスの見分け方や特徴を一生懸命伝えていた。そのときはいつも誇らしげで病気する前の祖父に戻ったようだった。

そんな看護師と祖父のやりとりを見て、こころは自分も看護師になりたいと思うようになった。患者を人間として敬って接する、素敵な看護師さんになるんだと。

こころは、1か月ほど前から休職し実家に帰った。部屋には家を出るときに残していった勉強机も、ずっと使っていたベッドも、そのまま置いてあった。

10時をまわり、太陽が高く昇っても、まだ体は眠っているようで動かなかった。前の晩も遅くまでマンガを読んでいたからかなと思った。ベッドに横たわって天井を見つめながら、祖父を先生と呼んでくれた看護師のことを思い出した。

休職する前のある日、朝起きる時間になっても体が鉛のようになって動かず、こころは仕事に行かなかった。それきり、どうしても仕事に行くことができなくなった。起き上がって支度をしようとすると、吐き気と頭痛がした。お腹も痛くなり、うずくまった。

欠勤が4日目になったときに職場から診断書を持ってくるように言われ、こころは精神科を受診した。こころは、うつ病で3か月の休職が必要と診断された。

休職して1か月経ったころ、実家で昼と夜が逆転してスマホを見続けているこころの姿を見た母親が心配し、こころを私の診察室へ連れてきてくれた。

診察室では、私の質問に答えるのはほとんど母の方だった。こころが口を開きそうになると、母がしゃべり出す。ある程度話を聞いたところで、母にいったん診察室を出てもらった。そして、私は1対1でこころの話を聞いた。

こころは、この1年続いた職場でのハラスメントについて私に打ち明けてくれた。SNSやマンガがやめられなくてスマホを一晩中見てしまい、朝起きられずに困っていることも話してくれた。

「初めて、こんなことを人に話しました」

「お母さんにも言っていないのですか？」

「ハラスメントのことは職場に電話されそうで嫌だし、スマホのことは話したらやめなさいって言われるだけだと思いました」

「たしかに、そうなったら嫌だよね。私には正直に話してくれてありがとう」

私は、こころに質問した。

「こころさんは、これからどうなったらいいと思っていますか？」

「今はどうしたいのかよくわかりません。とにかく仕事には行きたくないです。行こうと思っても体が拒否するし。でも、ずっと実家にいるのも嫌です」

「仕事に行きたくないのは、どうしてですか？」

「今の職場は、先輩と考えが合わなくて、仕事で納得いかないことがたくさんあります。環境を変えたいなと思うけど、勇気もなくて我慢しています」

「嫌だけど、我慢して働いているんですね」

「こんな気持ちが先輩や周りにも伝わってしまうんでしょうか。だんだんみんなと距離ができてしまいました」

「お母さんも看護師さんでしたね。こころさんの考えていることをお母さんにも話してみてはどうですか？　ハラスメントのことは話さなくてもいいから、親子でそういう話をしてみるのもいいかもしれませんよ」

うつ病のきっかけになったのは職場のハラスメントかもしれないが、ハラスメントがなくなってもスマホ依存はなくならないだろう。スマホ依存がある限り、うつ病のリスクは高いままだ。

スマホ依存やうつ病の治療のために、今こころに最も必要なのは、「対話」である。自分の内なる声に耳を傾けることが治療の第一歩だ。認知行動療法という治療法があるが、これも自分の感情を紙に書き出したり話したりすることで明確にすることが不可欠だ。つまり、何が悲しくて何が嬉しいのか、今何を感じているのかに目を向けない限り、自分の思考の癖や思い込みを変えていくことはできない。

家族との対話の重要性

私は、こころに血液検査に行ってもらい、今度は母親だけに入ってもらった。母親には、「毎日こころと話をする時間を作ってほしい」とお願いした。

「それでスマホ依存が治るんでしょうか？」

母親はいぶかしげだった。

「前の病院で出されたうつの薬が合っていないみたいなので、別の薬を出してもらえませんか？」

だが、私ははっきりと言った。

「スマホを取り上げたり、薬を出したりするだけでは解決しません。時間をかけて家族で取り組むことが大切なんです。こころさんは、お母さんと同じ看護師として、ここまで頑張ってきました。どんな苦労があったのか、どんな思いがあるのか、聞いてあげる時間が必要なんです」

ＳＮＳでのやりとりやマンガに没頭しているかぎり、こころの意識は外に向かい続ける。感情を言葉にして誰かに伝えることで、初めて自分の中にある感情と向き合うことができる。対話するときは、母親には以下のことに気をつけてもらうようにお願いした。

・アドバイスをしないこと。
・自分の考えをわかってもらおうとしないこと。
・こころが何を考え、どうしたいのか、興味を持って聴くこと。

こころは、母が作った夕食を食べながら何気なくスマホを開いた。前の日に読みかけていた続きが気になり、マンガアプリを開いた。

「こころ、昔からマンガ好きだよね。今は何読んでるの?」

母が言った。こころは、今ハマっているマンガについて説明した。好きなマンガについて話すのは楽しかった。

「この主人公が、始めと今とでだいぶキャラが変わってるんだよね。今の方が絵もキャラも私は好きなんだけど」

「こころは、マンガを読んでいるときが一番楽しいの?」

「楽しいってわけではないけど、マンガを読んでいるとホッとするんだよね。嫌なことがあると、つい、マンガアプリを開いてしまうの。いい加減見すぎだってわかってるんだけど、途中でやめられなくなっちゃって。この前、実は遅刻しちゃったの。明け方まで起きてて、いつの間にか寝てて、目が覚めたらアウトだった……」

母は、マンガアプリを削除したら、と言いそうになったがグッと我慢した。

「それで?　どうなったの?」

「すっごいイヤミ言われた。その後は、いつものようにみんなシカトだよ」

「シカト?　みんなに無視されてるの?」

「まあね。もう1年くらい続いてるから慣れてるけど」

「誰かに相談した?」

「いや、言える人いないし……」

母から目を背けながら、ぶっきらぼうに言った。こころは、これ以上何か言ったら、涙があふれそうだったので、その後はしばらく黙っていた。

母も目の前の煮物が冷めていくのを見ながら、食べる気にならなかった。母は自分を恥じた。何も知らないで、ただスマホを取り上げればいいとか、アプリを消せばいいとか思っていた。正直なところ、スマホでマンガばかり見ているから、脳がおかしくなってうつ病になるのだと思っていた。そんな自分が腹立たしかった。

「……こころ、辛かったね」

「お母さんに、本当は聞いてもらいたかった。ねえ、どうしてこんなことになったのか、聞いてもらってもいい?」

その日、夜ふけまで2人は話した。親子で同じ仕事をしていると、いろんな苦労が分かち合えた。母も娘に仕事でのあれこれを話して、時間はどんどん過ぎていった。こころはスマホを開くことなくベッドに入った。そして久しぶりに深い眠りに落ちていった。

スマホを見る時間の減らし方

大人も子供も、スマホから逃れられない人が増え続けている。一口に言っても、スマホでゲームをするのがやめられないゲーム障害もあるし、ネット動画やマンガ、SNSに長時間を費やす人もいる。

あなたはスマホを使いすぎて大切な時間を失っていないだろうか？　使いすぎだと思いながらもやめられないのは、依存の兆候かもしれない。

左記はアメリカのキンバリー・ヤング博士によって開発された、世界で最もよく使われているインターネット依存度テストと、韓国情報化振興院で使われている質問項目をもとに、現代の日本の皆さん用に筆者が改編したものだ。

診断ツールではないが、当てはまる項目が多いほど依存している可能性が高いと考え、振り返るのに役立ててほしい。

① スマホをお風呂や脱衣場にまで持っていく。
② トイレや信号待ちでスマホを見てしまう。
③ 起きたらスマホをチェックする。
④ 気づくと、思ったより長い時間スマホを見ている。
⑤ 家族や友人との会話よりスマホを見る方を優先する。

⑥　メールの着信があったら、何かに取り組んでいるときでも中断してチェックする。
⑦　深夜まで睡眠時間を削ってスマホを見ていることがある。
⑧　手元にスマホがないとイライラし、近くに置いておくと嫌な気持ちが消える。
⑨　スマホを見ている時間を減らさなくてはいけないと考えている。

スマホ依存から抜け出すのは非常に難しい。タバコや酒は、家から一掃して手が届かないようにすることができるが、スマホは生活に欠かせないツールとなっているので、解約するとか壊すなどの対策は、現実にはできないからだ。

先述のように、家族や友人とのリアルな対話によって絆を深めることは、デジタルツールに依存している状態から抜け出すための有効な手段となる。

もし、話す相手がいない場合でも、お勧めの方法がある。それは日記だ。日記は自分自身との対話の時間となる。書き出す内容は、事実よりもあなたが考えたことや感じたことを中心に書こう。

感情や思考の日記を書くときは、良かったことだけ書こうとか、いい文章にしようなどと考えず、湧き出てきた思いをそのまま書くようにする。そうしないと本当の気持ちに気づくことができない。ネガティブなことも、誰かに愚痴を言うつもりで吐き出してしまおう。

その後で、良かったことや感謝したいことがないか探してみるといい。なければないでいいし、あったら書き留めよう。重い荷物を下ろして、ポケットの中にある宝石に気づく習慣だ。ベッドでスマホを見続けて首が痛くなって1日を終えるよりも、ずっと心地が良いはずだ。

(例) ○月○日　今日は起きたときから暗い気持ちだった。仕事に行くのがゆううつだった。また、先輩に嫌味を言われるかもしれない。でも、昨日お客さんが、私の顔を見ると元気が出ると言ってくれた。たった1人でも、誰かの役に立っていると思うと、笑顔で働けそうな気がする。本当はこの仕事が好きだ。明日はできるだけ笑顔で過ごしてみよう。

【スマホを見る時間を少なくするためのアイデア】
・スマホのスクリーンタイムを確認し、どんなアプリをどのくらいの時間使っているかを明確にする(現状を知ることが大切)。
・使いすぎているアプリの通知をオフにする。
・おやすみモードを有効にする。
・画面を白黒に設定する(カラフルな画面より興味がそそられなくなる)。

・スマホを寝室に置かない、目覚ましアラームに使わない（目覚めた瞬間からスマホ漬けにならないために）。

しかし、やはり脱依存の基本は、ストレスの軽減だ。これがなくては、ストレスを打ち消すために違う依存に快楽を求めてしまう。

過剰なストレスを緩和して心の元気を回復するためには、人との絆が欠かせない。子供の場合は、親との絆が希薄になってお互いを信頼できないと、問題行動をやめろと言っても改善しないばかりか、お互いの溝が深まるばかりになる。

次の日曜日、こころは母と紫陽花を見に出かけた。白や水色、紫、ピンクの色とりどりの紫陽花が咲く斜面に石の階段が連なっていた。こころは少し息を弾ませながら階段を上り、木々の間から差し込む太陽の光を感じていた。時折吹き抜ける風が、汗ばんだ肌にひんやりと気持ちよかった。

「お母さん、昔おじいちゃんと3人でここに来たよね」

「そうだったわね」

家族のつながりを感じ、五感で自然を満喫していると、こころは今ここに生きていることがとても尊く感じられた。顔を上げて一歩ずつ階段を上るこころの顔には、自然と笑みがこぼれていた。

【スマホ依存への対処法　まとめ】
・心＝家族や友人との対話を増やす。日記を書く。
・技＝スマホの置き場所や設定を変える。
・体＝自然に触れる時間を増やす。

4　誠のギャンブル依存

ギャンブルの借金が親にバレた

金を借りていた修斗とその仲間に殴られ、財布からお金を取られた誠だったが、翌日になるとまたパチンコに行った。

「今度は勝つ。勝って、修斗たちにお金をとっとと返す。そうしたら、受験に専念しよう」

そう思って出かけたのだった。

結局その日も負けてしまい、「そうすんなりパチンコだけでお金が手に入るわけはないよな」と冷静になった。「もうやめよう。親に正直に話すしかない」とも考えた。しかし、世間体を気にする母親に対して、パチンコで負けて借金しているなんて到底言えたものではなかった。

また、一晩寝て朝になると、「いや、昨日は選んだ台が良くなかった。別のあの場所に座れば今日は絶対勝てる……！」と根拠のない自信が、誠を再びパチンコに向かわせるのだった。

数日後、父と母と3人で久しぶりに夕食の食卓を囲んだ。その日は、母の得意なビーフシチューだった。目の前のシチュー皿には、柔らかそうに煮込まれた牛肉がゴロゴロと入っており、湯気とともに香りが漂ってきた。誠は、その日もパチンコに行った。午前中は負けたが、午後は取り返すことができ、誠はいい気分だった。

シチューをおいしく食べ終わり、ごちそうさま、と席を立とうとしたとき、父が言った。

「今日、会社に修斗くんから電話があったぞ。お前に金を貸していると言っていた。本当か？」

誠は、顔が赤くなった。修斗への怒りと親にバレてしまったという恐怖で、胸が苦しく、顔や全身の筋肉が硬くなっていくのを感じた。そして、何も言えず黙っていた。

「悪いが、修斗くんからいろいろ聞いたよ。そしてお前がどこに行っているのか、俺はこの目で見た。でも、父さんはお前の口から説明してほしいと思っている」

母は、何のことだか訳がわからずポカンとしていた。何か聞きたそうだったが、父のいつになく真剣な話し方に圧倒されて、発言を控えているようだった。

誠はもう仕方ないと腹をくくり、すべてを両親に打ち明けた。予備校にはほとんど行っていなかったこと、パチンコでお金を使い修斗に借金をしていること。修斗の仲間に暴力を振るわれたこと。

父親は黙って最後まで話を聞いていたが、母親は途中で泣き出し、もうその場にいることができなくなって夕食の片づけに台所に行ってしまった。

誠は、そもそも予備校の1時限に間に合わないのは、朝どうしても起きられないからだと言った。夜は22時ごろに布団に入ってちゃんと眠っているのに、朝どうしても目覚ましで起きられなかった。母親が仕事に行く前に起こしてくれるのだが、なかなか起きられず、母は起こすのを諦めて出かけることもたびたびだった。なんとか起きることができても、午前中は頭痛がひどいことが多く、予備校に行く気になれなかった。

父親は、誠が朝起きられないことや頭痛について、病院で診てもらった方がいいと考えた。その症状が解決すれば、朝から予備校に行くことができ、パチンコに行かずに済むだろうと思ったのだ。

そうして、誠と父親は私の診察室を訪れた。

ギャンブル依存治療の困難さ

私は、誠を診察して検査した。その結果、誠は「起立性調節障害」だとわかった。小学校高学年ごろから起こることが多く、大人になると症状が消えていくことが多いが、誠のように大きな環境の変化やストレスがきっかけで、大人になってから症状が出現するケースもある。

起立性調節障害になると、自律神経のバランスが乱れているので起床時に夜から朝への体の切り替えがうまくできず、血圧が低すぎたり、立ちくらみや頭痛、動悸などが起こる。朝は調子が悪いが、昼や午後にはすっかり元気になるため、仮病やサボりと思われることも多い。本人は起きたくても体が動かずに起きられないため、深刻な問題である。

起立性調節障害の原因は、過度の緊張やストレス、運動不足、水分不足、まれに運動のしすぎなどで起こることがある。

誠が朝起きられずに予備校に行けなかった原因はわかったが、簡単に解決する問題ではない。そして、誠はギャンブル依存に陥っていた。ギャンブル依存は、いったんなってしまうと入院などの治療を行っても再発を繰り返すケースが非常に多い。

入院させても家に閉じこめても、本人がやめたいと一度は心に決めても、なんとか抜け出してパチンコ店に行ってしまう。

私の知り合いは、医学生の間、パチンコに通い続けていた。研修医になったとき、どうしてもパチンコがやめられずに勤務中に病院を抜け出して近所のパチンコ店に行き、同僚に連れ戻されていた。

ギャンブル依存には、競馬、競輪、オートレース、ボートレース、麻雀などさまざまなものがある。別の知り合いは、ある日、顔や腕を傷だらけにして職場に現れた。見知らぬ業者がその人を探しに職場に現れたりしていたが、ある日、本人が職場の金庫から金を盗んで、その後、やめていった。麻雀にハマり、借金を繰り返し、金策に追われた結末だ。

私が昔、それらの人々に関わっていたころは、人に迷惑をかけるモラルに欠けた人だと思い、単純に腹を立てていた。しかし、今になって思えば、彼らはギャンブル依存だったのだ。彼らは、ストレスを回避する方法としてギャンブルを選び、そこから抜け出せなくなっただけで、病気で苦しむ人たちだったのだ。

ギャンブル依存の治療として、パチンコ店などギャンブルをする場所がない環境で患者を生活させる入院治療がある。2、3か月経過すると、多くの場合、患者は依存の状態から改善していく。しかし、改善するまでは苦しい。つまり、依存からの離脱症状を乗り越えないといけないのだ。

ギャンブル依存にも離脱症状があるのをご存じだろうか。

酒やタバコをやめて数日すると、何らかの離脱症状があることは知られているが、ギャンブルも同じような副作用が出る。イライラ、緊張、手の震え、不眠、発汗などだ。酒やタバコなどで摂取していたアルコールやニコチンなどの物質が体から抜けるときの離脱症状とまったく同じようなことが、「行為への依存」から立ち直るときにも出現する。

取り込んだ物質が抜けるから、というよりはドーパミンの枯渇がこれらの症状を引き起こしていると考えられる。「行為への依存」であっても物質依存と同じように神経に変化が起こる。

２０２３年２月にイギリスの神経科学雑誌に発表された日本の研究論文によると、万引き癖がある人は、視覚的な刺激によって行動が促されるということがわかった。万引き癖のある人が、誰もいないスーパーの写真と、屋外の風景の写真を見せられたところ、誰もいないスーパーの写真を見たときは、視点があちこちに動き、まばたきが増え、ＭＲＩにおいて前頭前野の血流が増加していた。これはギャンブルやアルコールでも見られる変化だという。

ギャンブル依存は、心理療法だけではうまくいかないケースが多い。きっかけは受験の失敗や家庭のストレス、朝起きられないという身体的な問題であったとしても、いったんギャンブル依存になると、パチンコを思い出すようなものを見ただけで、「またやりたい」という強い衝動が起こるのだ。パチンコ店の看板や、パチンコ店に行くときに使っている自転車など、パチンコと結びつく物が目に入る、ただそれだけで逃れられない脳の反応が始まってしまう。

ギャンブルだけではない。甘いもの依存の人にとっては、スイーツのお店の看板やお菓子売り場が、アルコール依存の人にとっては街の至る所にあるビールの広告が、炭水化物依存の人にとってはラーメン屋の看板が、強い衝動をかき立てる。

「記憶の再固定化」を利用した消去学習

私は誠と父親に、ある提案をした。それはパズルだ。できるだけ両親と一緒に自宅でジグソーパズルをしてもらうという方法だ。パズルはやや難しい方が良い。パズルをしながら、パチンコを打っているときを思い出して誠に話してもらう。聞き役の両親は、アドバイスしたり批判したりすることは絶対にせず、ただ「それで？」「そうなんだ」と相槌をうち、真剣に聞いてもらう。

なぜ、パズルをしながらギャンブルの経験を語ることが治療になるのか？　それを説明するために、まず記憶のメカニズムについて説明する。

記憶には、大きく分けて即時記憶、短期記憶、長期記憶の三つがある。

例えば、「りんご」と言われて「りんご」と復唱するときに働いているのは、即時記憶だ。

短期記憶とは、「りんご」と言われた後で計算問題を解く。問題を解いた後で、「さっき言ったものは何?」と聞かれて「りんご」と答えるようなときに働いている記憶だ。

長期記憶とは、数日から数か月の記憶だ。「1か月前、私があなたに計算問題を解いてもらう前に言った言葉は何だった?」と言われて覚えていたら、長期記憶に「りんご」と言われた場面が記憶されたということになる。

この長期記憶は、長く保持すると安定して固定化されると今まで考えられてきた。ところが、この長期記憶は、書き換えられたり、記憶が不安定になることがわかった。2000年にカリム・ネーダーらによって、「固定化した記憶は、思い出すと、いったん短期記憶のような不安定な状態になる」ことが報告された。すでに固定した記憶を想起するといったん不安定になり、その後、再び固定化を行うことで、安定的に脳へ定着するという概念が提唱されたのである(図8)。

この「記憶の再固定化」の仕組みを利用した「消去学習」という治療法がある。例えば、パチンコに行って箱を山積みにして嬉しかった経験が長期記憶にあるとすると、パチンコ店を見るだけで嬉しくワクワクした感情が湧き起こる。

図8　消去学習のプロセス

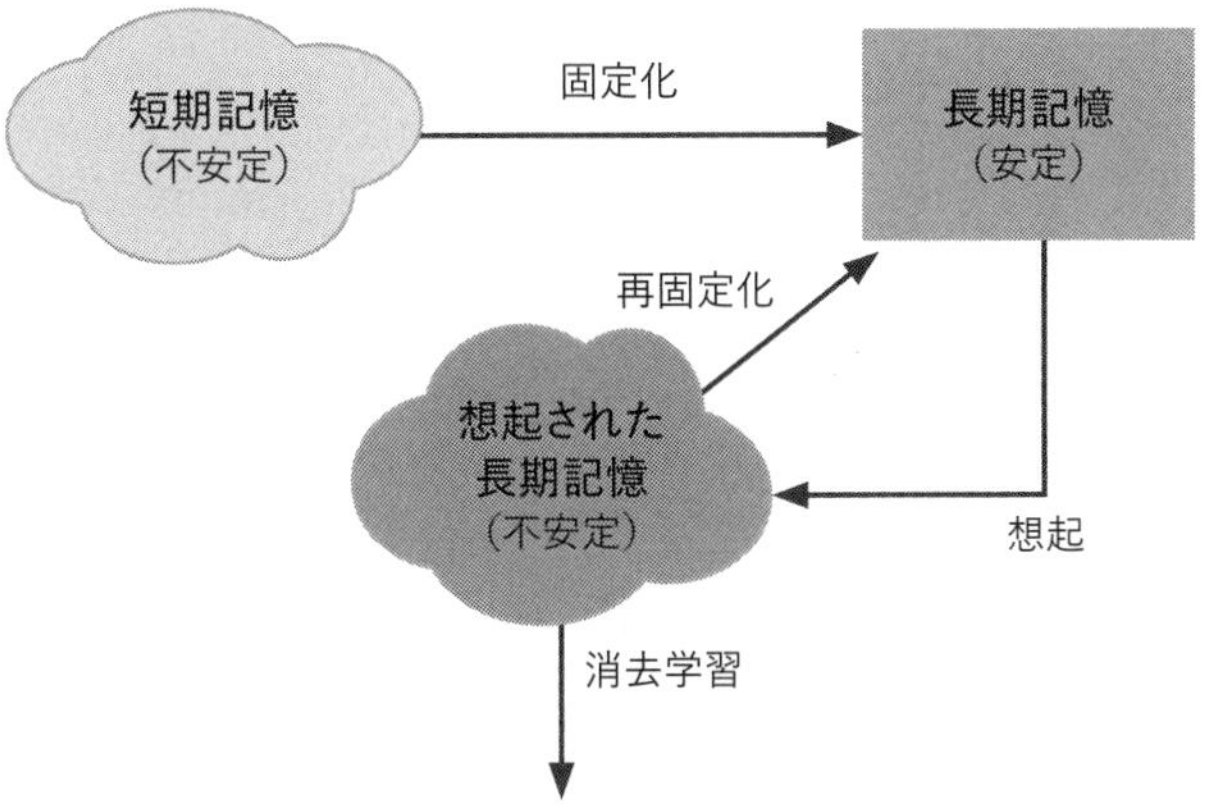

［UX DAYS TOKYO ウェブサイト「UX TIMES UX 用語」より］

しかし、この記憶はいったん不安定な状態になる。そこで、パチンコをしても特に嬉しい気持ちにはならないという新たな記憶が上書きされて固定されると、パチンコ店を見てもワクワクしたり行きたい気持ちにはならない。これが消去学習の仕組みだ。

この消去学習を使って治療を行っているクリニックが日本にある。クレプトマニア（病的窃盗、窃盗症）を専門としている元《ウォン》武《ム》俊《ジュン》医師は、万引きを行う癖のある患者に対して、パズルをしながら窃盗の経験を語らせるというプログラムを行っている。1回40分程度の治療を繰り返した結果、万引きをしないで買い物ができるようになった患者もいるという。依存症を克服する手助けとなりうる新しい治療法である。

誠と父親は、私の診察の帰りに早速1000ピースのパズルを買って帰った。意外にも母親も参加すると言い出し、3人でパズルを囲んで話しながら真剣に取り組んだ。3人でパズルに悩みながら、父親と誠は、この数か月の出来事について話し続けた。

そして、誠は、予備校をやめて治療に専念することになった。父親は、庭の片隅に小さな畑のスペースを作り、毎週末、野菜作りをしていたが、野菜の世話をするのは誠になった。勉強やパチンコで、屋内に座ってばかりの生活だったので、始めのうちは日焼けで疲れ、農作業で体のあちこちが痛くなった。

だが、よく眠れるようになったし筋肉もついてきて、体調は以前よりずっと良くなった。誠は元々、花や植物を観察するのが好きだったので、毎日成長するトマトやきゅうりを見ながら過ごす時間に充実を感じた。

8月のある日、母親の代わりに誠が家の野菜を使ってカレーを作った。家で採れたナスやトマトが入った夏野菜のカレーだった。もう母親は、誠の受験のことは何も言わなくなった。この子が笑顔で生きてくれること以上に、望むことなど何もないと思いながら、息子と夫がおいしそうにカレーを食べるのを眺めるのだった。

【ギャンブル依存症の対処法　まとめ】

・心＝正直になること。家族は本人を変えようとするのではなく、苦しみに耳を傾ける。
・技＝専門家に相談する。入院も手段の一つ。パズルを使った方法もある。
・体＝日光にあたる。体を動かす趣味や作業を取り入れる。

5　祐介の恋愛依存

恋愛依存症からストーキング行動へ

祐介が警察に連行された3か月後、祐介は、妻とよく話し合った末に離婚を決めた。祐介は、時計店の女性に対して行っていた自分の行為をストーカー行為とは思っていなかったが、警察に注意されて以来、近づくことはなくなった。

娘は妻と暮らすことになったが、月に一度は祐介と会う時間を作ることになった。妻は、祐介に娘と会わせる条件としてＮＰＯ法人の自助グループに参加してもらうことを要望した。

祐介は、自分には脳神経に問題があるのではないかと思い、私の病院に来て、診察することになった。

診察すると、祐介の脳神経には異常がなかったが、恋愛依存症だった。それがエスカレートしてストーキング行動に発展してしまった。恋愛依存症の人は、アルコール、ギャンブル、薬物などへの依存症も併発していることが多い。また、うつ病やパーソナリティ障害などの精神症状もしばしば併発する。

恋愛依存症になるケースは、しばしば幼少期に1人ぼっちの時間が多かったり、家族や親しい人から愛された実感があまり得られていなかったりすることが多い。

いろいろ話を聞くと、祐介には父がいなかった。母は1人で祐介を産み育てた。昼も夜も働いて育ててくれたことには感謝していたが、幼いころの記憶をたどると、母のいない1人ぼっちの思い出ばかりだった。

祐介が小学生のころまでの間に、母は何度か結婚しようとして、男の人を家に連れてくることがあった。しかし、上手く話がまとまらなかったようで、結局、結婚することはなかった。中学生になると、母はたびたび綺麗に着飾って外泊するようになった。そんなとき、祐介は1人で家にあるものを食べて過ごすことが多くなったという。

幼いころに愛着を向ける相手、つまり母親や父親と十分な関係が築けないまま大人になると、「愛着障害」という状態になることがある。社会に出たときに上手くコミュニケーショ

図9　四つの愛着パターン

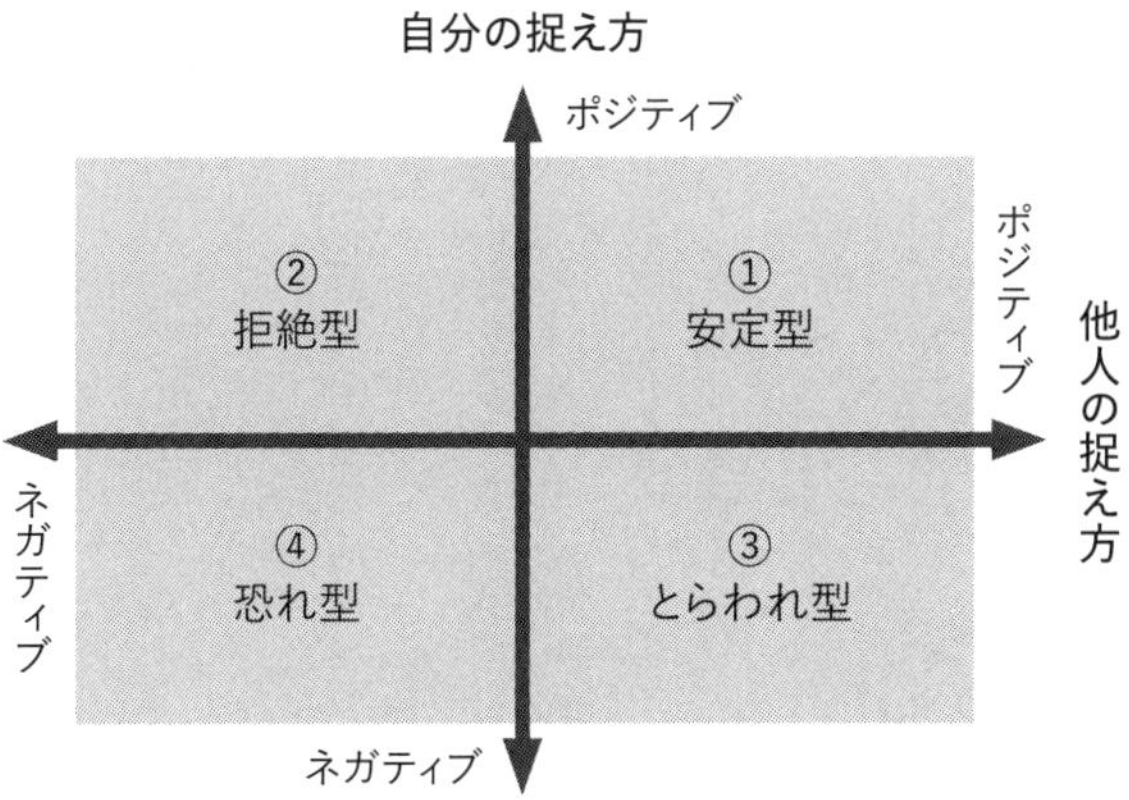

ンが取れなくなったり、ストレス耐性が弱くなったり、その生きづらさを解消するために依存症になったりしやすいのだ。

　愛着理論を確立した英精神科医のジョン・ボウルビィによると、子供の時期に「自分は親に望まれていない子供だ」と感じると、「自分は誰からも望まれない」と信じるようになる。逆に「自分は親に愛されている」と感じると、「自分はすべての人から愛されている」と感じるようになると言っている。

四つの愛着パターン

　心理学者のバーソロミューは、四つの愛着パターンを提唱している（図9）。その四つとは、自分に対しての捉え方と、他人に対しての捉え方がポジティブかネガティブかで分けられている。

つまり、自分は他者に愛される人かどうか、その人（愛着の対象）は自分を愛してくれるかどうかということである。

①　**安定型**（**自分ポジティブ、他人ポジティブ**）
自分も大切にし、相手も大切にする。親しい人間関係を維持することができる。このタイプは恋愛依存に陥りにくいタイプ。

②　**拒絶型**（**自分ポジティブ、他人ネガティブ**）
相手は自分を愛する人間ではない。相手と人間関係を築くことを重要と思わない。損得勘定で人と付き合う傾向があり、深い関係にならずに一定の距離を保とうとする。

③　**とらわれ型**（**自分ネガティブ、他人ポジティブ**）
自分の存在価値を低く見ている。相手の愛情に依存している。女性によく見られる、相手のために自分を犠牲にして尽くすタイプ。ＤＶを受けながらも相手から離れられないようなケースもこのタイプに多い。逆に相手が思うようにならないと強い不満足を感じ、思いどおりにしようと強い行動に出ようとすることがある。

④　**恐れ型**（**自分ネガティブ、他人ネガティブ**）
自分は人から受け入れられない人間だと感じていて、常に周りから拒絶されることを

恐れている。1人だと不安だが、相手と親密になろうとすると信頼できずに離れてしまう。短いサイクルで恋愛関係を繰り返す人はこの恐れ型が多いと考えられる。

恋愛依存症やストーキングといっても、さまざまなケースがあるのでシンプルにこの4パターンで語ることはできないが、自分への評価と他人への評価のパターンが、人間関係に影響していることを知っておくのは役に立つ。自分にはどんな傾向があるのだろうかと自問することはメタ認知を高めるのに役立つ。

メタ認知とは、自分の感情や思考を客観的に見る力だ。相手をコントロールしようと盲目的になっているとき、メタ認知はできていない。あなたが祐介の行動を客観的に見ると「それはヤバいよ」と感じるかもしれないが、本人には違う視点がある。

はまり込んでいるとき、人は自分を正当化するための理由を作り出し、それを信じ込んでしまう。誰かを愛することは、美しく幸福なことだ。これが歪んだ形になりお互いを不幸にしないために、依存になっていないかを常に振り返るようにしてみよう。

【恋愛依存に陥らないための、自分への質問】

・連絡の回数は適切か？

・相手を思いどおりにしようとしていないか？
・相手の幸せを心から望んでいるか？
・嫌な現実から逃げるために、恋愛に逃げていないか？
・傷つくことを恐れて、相手から逃げ出そうとしていないか？
・不確実な情報や思い込みで相手を疑っていないか？
・自分を犠牲にして付き合っていないか？
・相手の話や関心に興味を持っているか？
・愛を求めてばかりいないか？

恋愛依存症やストーカー加害者の中には、祐介のように自覚のない人もいるが、本当に心から治したいと望んでいる人も多くいる。

数は少ないが恋愛依存症やストーカーの自助グループがある。同じ苦しみを抱える人同士で正直に語り合う場所だ。同じ経験を持つ人同士で語ることで、自覚が芽生えることもある。心療内科や精神科やＮＰＯ法人が主催している。

もし、あなたが恋愛依存症で自分や誰かを傷つけていると感じたら、１人で解決しようとせずに誰かに相談する勇気を持ってほしい。正直に向き合うことで、治したいという気持ちを応援してくれる人が必ず見つかるはずだ。

第6章　現在の快楽を得るか未来の幸せを求めるか

快楽は幸福の借金

幸福には大きく分けて2種類ある。一つは、「ヘドニア」と呼ばれる短期的な幸せだ。快楽と呼ぶこともできる。酒、タバコ、甘いもの、炭水化物、ギャンブル、恋愛などは幸せをもたらすものと思われがちだが、その幸福感は高い高揚感をともない、そしてすぐに消えていく。

もう一つは、「ユーダイモニア」と呼ばれ、人生全体の長期的な幸福を意味している。親切、平和、良い人間関係、信頼、愛情、健康などは、長期的な幸せをもたらしてくれる。

私個人としては、ヘドニアは幸せではなく「快楽」と呼ぶべきだと考える。快楽と幸せを混同しているかぎり、悪習慣の罠から抜け出すことはできない。「お酒を飲んで幸せ、タバコを吸って幸せ」と言っていたら、「お酒のない人生は不幸、タバコのない人生は不幸」となってしまう。

多恵にとっての快楽（ヘドニア）は、お酒とタバコであり、幸せ（ユーダイモニア）は家族で過ごす団欒の時間だ。

快楽を幸せだと思うのは、幻想である。一瞬だけの恍惚感を幸せだと勘違いし、求め続けて依存の穴に落ちていく。

依存しない程度に、適度に楽しめばいいと多くの人が言う。しかし、なぜ、そんなリスクを冒すのだろうか。それは、もう一つの幸せ（ユーダイモニア）では、物足りない、満足できないと思い込んでいるからだ。

すぐにもらえる1万円と、1年後にもらえる10万円だったら、あなたはどちらを選ぶだろうか？

快楽を求める行動は、前者の行動だ。一般的に、ここで1万円をすぐもらおうとする人は「自制心のない人」というレッテルが貼られがちだが、私はそういう話をしたいのではない。

考えてみてほしい。今この瞬間、お金に困窮しているなら、1年後まで待てないのは当然だろう。今生き延びるためのお金が必要なのだから、多いか少ないか選べる状態ではない。

子供を対象にしたマシュマロ実験がある。スタンフォード大学のウォルター・ミシェルによって１９６０年代に行われた有名な実験だ。

４歳の子供たちの目の前にマシュマロを置き、１時間、これを食べずに我慢したら２個のマシュマロをあげるよ、と言ったらどうするのかを観察するというものだ。

この実験では、１時間待つことができた子供たちは、追跡調査によって優秀な成績を収めていた、という結果が示された。

ところが、この実験を２０１８年にニューヨーク大学のワッツとカリフォルニア大学のダンカンが違う形で再実験し、新たな事実が明らかになった。

４歳の子供が２個目のマシュマロを手にするためには、家庭の年収と環境が重要であるという結果だ。つまり、貧しい家庭の子供はお腹が空いているから、今すぐ食べておくことを優先するのだ。そして、目の前のマシュマロがずっとそこにあることを信じることができない。


これを幸福と快楽に当てはめて考えることができる。今の幸福レベルが高いなら、快楽を求める必要はないだろう。人間関係が満たされ、社会に貢献し、今ある環境に感謝をし、身体的に健康で、金銭も余裕があり、「ああ人生は幸せだ」と毎日思って過ごしている人は、ドラッグでハイになる必要なんてないはずだ。

つまり、日ごろから「幸福貯金」を貯めておけば、慌てて快楽で埋め合わせなくても良いのだ。だが、「幸福貯金」が底をついたら、快楽で借金しなくてはいけない。快楽は幸福の借金なのだ。

幸福を作る四つの因子

イギリスの心理学者ダニエル・ネトルは、収入や地位などで得られる幸福は長続きしないが、健康、自由、愛情のような形のないもので得られる幸福は長続きすると言った。

収入や地位は、「地位財」と呼ばれ、周りと比較できるものだ。他人と比較することによって満足を得ようとするのは、自分の能力を高めさせたり生存したりするために役立つかもしれない。しかし、それによる喜びは一瞬で消え去り、人生の幸福にはあまり寄与しないということだ。

収入が増えると嬉しく、そのときは幸福な気持ちになる。しかし、しばらくするとそれに慣れてしまい、もっと収入を増やしたくなる。出世すると嬉しいが、慣れてくるとさらに高い地位につきたくなる。

もっともっと欲しい、という欲望は、満足と対極の位置にある。尽きることのない欲望は、現状を不満足なものにしてしまい、幸福感は損なわれていく。

ただし、健康で自由で人間関係が良好であれば、お金も地位も名誉もいらないかというと、それは違う。2018年の新しいマシュマロ実験で示されたように、貧困だとすぐに得られる快楽を求めがちになる。暮らしていくための金銭的な余裕がないと、将来が不安になる。社会的な地位が低すぎると、社会に受け入れられない不安となる。名誉は社会的信用という暮らしの基盤を作ってくれる。これらの地位財は、求めすぎるといつまで経っても満足できないという苦しみを味わい続けることになるが、ある程度確保しておくことは、心の安定をもたらし「幸福貯金」にもなる。

カリフォルニア大学の心理学教授ソニア・リュボミアスキーは著書*THE HOW OF HAPPINESS*（邦題：金井真弓訳『幸せがずっと続く12の行動習慣』日本実業出版社）の中で、幸福度を高める行動を12個紹介している。

①　感謝の気持ちを表す
②　楽観的になる
③　考えすぎない、他人と比較しない
④　親切にする
⑤　人間関係を育てる
⑥　ストレスや悩みへの対抗策を練る

⑦　人を許す
⑧　熱中できる活動を増やす
⑨　人生の喜びを深く味わう
⑩　目標達成に全力を尽くす
⑪　内面的なものを大切にする
⑫　身体を大切にする――瞑想と運動

また、慶應義塾大学の前野隆司教授のグループは、１５００人の人にインターネットで87個の質問を行って因子分析を行い、幸福に寄与する四つの因子を明らかにした。

【四つの因子】

（1）やってみよう因子

自分の力を信じ、さらに成長しようとする気持ちは、人を幸福にする。そして何かにチャレンジする気力は、ドーパミンの働きがあるからこそ起こるものである。ドーパミンは、無駄遣いしすぎると「悪習慣の罠」にハマらせてしまうが、上手く働いてくれれば、私たちの毎日を明るく前向きなものにしてくれる。

あなたは、どのようにしてドーパミンを分泌させているだろうか。社会のために行動を起こしたり、自分の精神性を高めようと本を読んだり（今のあなたみたいに！）、音楽やアートや自然といった心を豊かにする活動を取り入れたりするのは、やってみよう因子の活動にあたる。

（2）ありがとう因子

「ありがとう」と口にするときや誰かに感謝をするとき、幸福度が上がる。感謝されても嬉しいが、感謝するときの温かい気持ちは、快楽とはまったく違う感覚があるだろう。感謝の気持ちが生まれるとき、そこには人とのつながりがある。このつながりの力は強力だ。

米心理学者アブラハム・マズローが提唱する5段階欲求には、生理的欲求、安全欲求、社会的欲求、承認欲求、自己実現欲求がある（図10）。

最下層の生理的欲求は、食欲、睡眠欲、性欲などだ。その上の段階として安全欲求がある。身の回りの安全や健康の維持である。その上に社会的欲求がある。社会に所属して精神的に満たされたいという欲求だ。友達が欲しい、結婚したいという欲求もその一つである。その上に人に認められたいという承認欲求、能力や可能性を最大限に発揮したいという自己実現欲求、さらにその上に、世の中を良くしたいという自己超越欲求がある。

図10　マズローの欲求階層理論

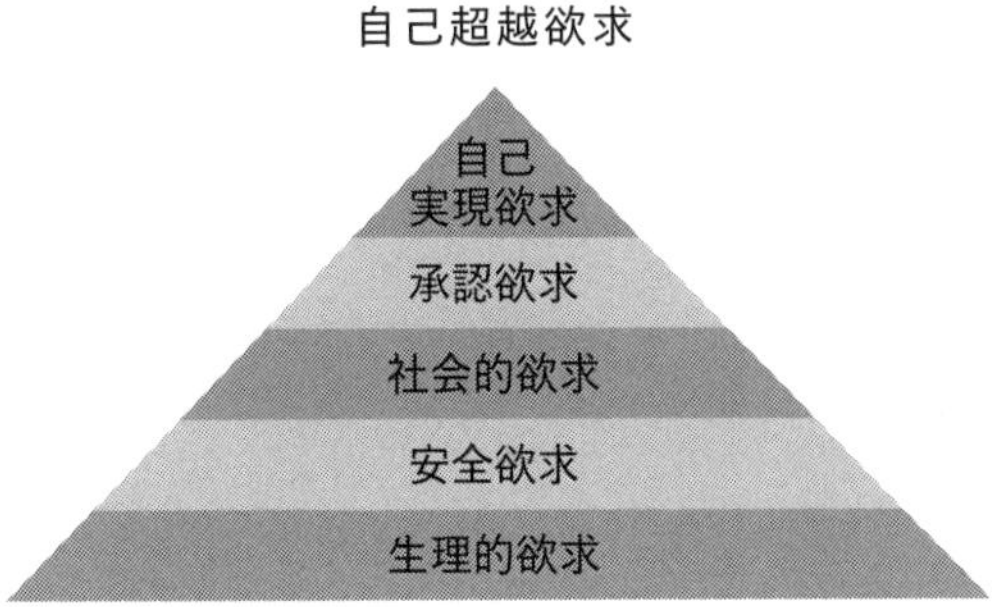

つながりで幸せを感じるのは、社会的欲求であるので、「ありがとう」と人に感謝をすることでこのつながりが強くなるのを感じ、幸福度が高まる。ありがとうと言われた人は、承認欲求が満たされる。

さらに、感謝の気持ちを持つと物事への捉え方が変わる。良い側面に目を向けることになるため、批判的なネガティブ感情が薄らぐことによってストレスを感じにくくなる。細かいことを指摘する上司がいたとして、「うるさいなあ」と思うと不満がつのるが、「教えてくれて助かった」と受け取れば気持ちは和らぐ。

(3) なんとかなる因子

「なんとかなるさ」と言うと、いい加減な受け答えに聞こえることもあるかもしれない。たしかにリスクをそのまま放置すれば後から大変なことになるので、幸せになるとは言いがたい。しかし、いつも心配してリスクばかり考えているより、「きっと乗り越えられる」という気持ちで未来に希望を持ち、行動を起こせる方が幸福である。

心配することは、身を守ることでもある。不安や心配があるからこそ、人は準備する術を身につけた。そうして人間は大きな猛獣が数多くいる地球で生き残り、生物の頂点として現代を生きている。

ところが、現代は大きな危険が迫っているわけでもないのに、仕事のことやお金のこと、容姿のこと、仲間や恋人との人間関係について、ああでもない、こうでもないと心配して、神経をすり減らしていないだろうか。

その心配しすぎはストレスである。あれこれ心配してストレスを自分で溜め込んだ結果、何をするかというと、ストレスを打ち消すためにドーパミンを求めてしまうのだ。

問題があると感じたら、まず箇条書きにして、それを三つに分類してみよう。

① 考えてもどうしようもないこと（考えるだけ無駄だ）。
② 書いてみたらスッキリしてどうでも良いと感じること（よかったね）。
③ 解決策が見つかりそうなこと（見つけて、やってみよう）。

①の問題は、考えるだけ無駄なのだから、忘れてしまおう。②の問題も、スッキリしたのだから、それ以上、考える必要はない。すると、問題は③だけとなる。こうして、問題のポイントが明確になったら、あとは解決策を見つけて、実践してみよう。

（4）ありのままに因子

私は、現在、産業医としても活動している。企業で働く人の健康を守るため、危険な箇所がないか、残業はどうなっているか、社員の健康診断結果はどうだったか、などさまざまな角度からチェックをしたりフォローアップをしたりする仕事だ。

その中の一つに面談がある。メンタルヘルスの不調をきたして休職している方との面談も行う。面談をしていて最近特に感じるのは、「ありのままの私」を受け入れられずに苦しんでいる人がとても多いということだ。

うつの状態になると、ゆううつな気分、集中力の低下、夜中に目が覚めるなどの症状が現れる。周りからはわかりづらいが、本人にとっては体は思うように動かないし、頭は回転しないので、非常に辛い。

これらの症状によって自宅で休んでいることについて、罪悪感を持っている人が多い。彼らは、「自分が休んでみんなに迷惑をかけているのに、昼からベッドで休んでしまっている」

と申し訳なさそうに語る人に対して、「病気のときに休むのは当然のことです」と伝える。

動物は、ケガをしたら静かな場所に身を隠し、体を横たえて休む。それが生き物として自然な行動だ。傷ついたら休むのが本来の治療法なのだ。

だが、人は、心に苦しみを抱えていても「苦しい」と言えない人がいる。苦しいと思うことさえ罪の意識を感じる人もいる。

「みんな頑張っているのだから、これくらいで苦しいなんて思ってはいけない」

感じ方は人それぞれで、比べることなんてできない。同じことが、ある人にとってはストレスだが、ある人にとっては喜びということもある。

ありのままの自分ではダメだという考え方が自分を締めつける。その締めつけはストレスになり、快楽を求めるトリガーになってしまう。

そろそろ、自分にOKを出してあげてほしい。「苦しい」と思っていい。「休みたい」と思っていい。「幸せになりたい」と思っても、いいのだ。

ワクワクし幸福度を高める行動を習慣にする

ハーバード大学の人気授業で知られる心理学博士のタル・ベン・シャハー氏は、「幸せの四つのモデル」（図11）を提唱している。二つの軸で考えられたモデルで、縦軸は未来の利

図 11　幸せの四つのモデル

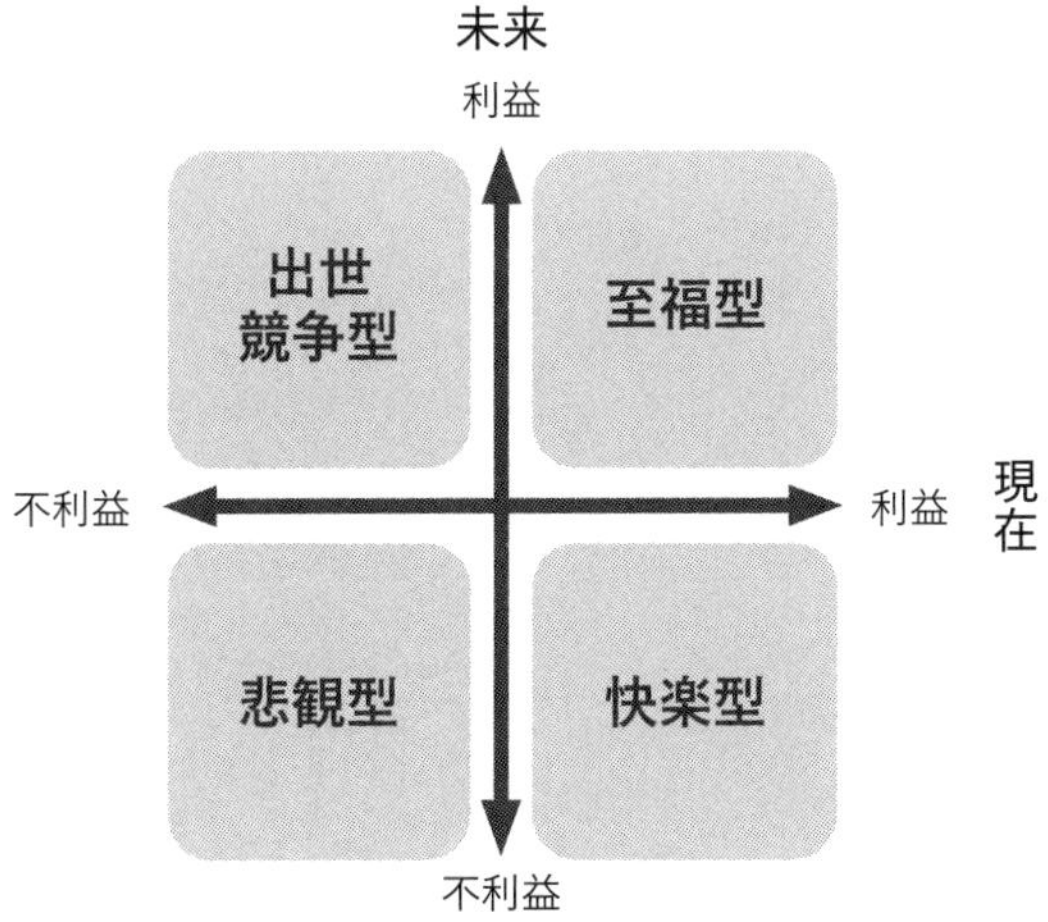

［Tal Ben-Shahar,Ph.D によるモデル］

益と不利益、横軸は現在の利益と不利益だ。

左下は、現在も未来も不利益の悲観型だ。人で言えば現在を楽しむことも、未来に希望を抱くこともできない状態だ。

左上は、未来の利益があるが、現在は不利益の出世競争型だ。相手を蹴落としてでも出世してやる、という働き方をしていると、人間関係が悪く、現在の幸せは得られない。

右下は、未来で困ったとしても現在の喜びを優先する快楽型だ。依存にハマっているときは、まさにこの状態と言える。

右上は、未来の利益と現在の利益の両方が得られる至福型だ。今、このときの喜びに目を向けつつ、未来の幸せのために活動ができる状態である。

理想はこの至福型だろう。だが、人は、「今を楽しむこと」と言えば、快楽をイメージしがちだ。例えば、ビールを飲む、タバコを吸う、YouTubeを見る、賭けごとをするなどだ。私は、それらの物質や行動について、これは良いとか、悪いとか分類するつもりはないし、排除しようとしているわけでもない。

私たちの身の回りには、幸福になるための選択肢がたくさんあることを思い出してほしいのだ。多くの人は、すでに自分の幸福度を高めるさまざまな行動を習慣にしている。あなたはどんな行動にワクワクし、幸福を感じるだろうか？

◎趣味、活動

ウォーキング、サウナ、キャンプ、筋トレ、ダンス、絵画、ピアノ、ギター、地域のボランティア活動、登山、ガーデニング、野菜作り、料理、アート鑑賞、写真、演劇、書道、茶道、囲碁や将棋、天体観測、バードウオッチング、旅行、水泳、ＤＩＹ、釣り、瞑想、ヨガ、映画鑑賞など。

◎思考、人との関わり方

感謝の言葉、奉仕、寄付、褒める、笑顔でいる、目標を持つ、許す、話を聴く、想いを伝える、ユーモアなど。

幸福を感じられる活動には限りがない。あなたの本質が喜ぶ行動は何だろうか？

健康に過ごすためには、病気の予防が最も効果があり、お金もかからない。栄養をつけて運動をし、たっぷり眠る。そして無理をしないことだ。それは体の臓器にかぎったことではない。依存という病気にならないためには、普段から幸福になれる活動を意識して行うことで、幸福貯金は貯まる。

魅力的なCMや看板や商品パッケージは、快楽を幸福のように見せかけて私たちに訴えかけてくる。快楽と幸福を見分けられない間は、いつまで経っても幸福貯金は増えていかない。人生の最後に温かい幸福を感じていたいなら、今から行動を起こそう。

悪習慣の罠から抜け出すことは、誰でも、何歳からでもできる。

おわりに

私は、ただ脳神経にちょっと詳しい内科医であり、依存症の研究者でもなければ精神科医でもなく、心理学者でもありません。そんな私が、酒、タバコ、インターネット、ギャンブル、恋愛といった、さまざまな依存を取り上げて1冊の本を書き上げました。書き進めながら、「私が語っていいのだろうか」と何度も思いました。しかし、その度に初心に立ち返りました。内科医として、このテーマをどうしても取り上げて本を書きたい理由があったからです。

本書を書こうと思った動機は、「世界中の人々に幸せな人生を送ってほしいから」です。生きている時間と介護を受けずに元気に過ごせる時間には、大きな開きがあります。せっかく医学が発達して難しい病気も治せるようになってきているのに、寿命は伸びても健康ではない老後を過ごしている方が本当に多いことは残念です。

治療をしても、それに対抗するように悪いものを摂取し続けて健康を害している人が多いのが現状です。内科医が患者さんに治療をしても、患者さんは病院を出ると病気を作るようなことをしているのには、矛盾を感じます。肝臓の薬を飲みながらお酒を飲むのは変ですよね。薬を飲みながら毒を飲むなんてどう考えてもおかしいです。

ある患者さんは、

「血圧を下げたいから薬をください」

と言いながらタバコを吸っています。

「中性脂肪を下げたいから薬をください」

と言いながら、大量に食べています。そんなもったいない行動をして、多くの方が医療費を無駄遣いしています。

なぜ、そんなことになってしまうのか。その理由は至ってシンプルです。「悪習慣の罠」にハマっているから、つまり、「依存」になっているからです。

それなら依存の治療が必要だと思いませんか？ それなのに医者も患者も「やめられないから薬を出す（もらう）のですよ」とあきらめてしまうのは、なぜなのでしょう。

これまで、「依存」というと精神科の病棟で集中的にその依存の対象から離れるというやり方が中心でした。この方法はたしかに効果があります。ただ、ここまで依存の対象が多様化し、依存症の人が世界中に溢れている今では、精神科だけでは対応できないと思っています。

本書の中で書いたように、私自身も依存症でした。恥ずかしくてずっと言えなかったけれど、今はこうして多くの人の前で語ることができるようになりました。それは、依存を乗り越えて過去の出来事になったからです。

ＰＴＧ（心的外傷後成長）という言葉があります。ＰＴＳＤ（心的外傷後症候群）は、トラウマによって心に傷を負った状態です。トラウマがあると、それに関連したことを見たり聞いたりすると、苦しかったときのことが蘇り、苦痛を感じるような状態です。しかし、それを乗り越えた後に精神的に成長することがあります。それがＰＴＧです。

心理的な外傷を経験し、それを乗り越えて成長すると、他人にトラウマについて語ることができるようになります。それは、自分を成長させてくれた貴重な経験だから恥ずべきことではないと感じるからです。

私は、あの依存の経験があったからこそ、「悪習慣の罠」にハマった人の気持ちがわかり、解決するためには、抜け出すためにはどうしたら良いかを真剣に探究し、本書を書くことに至りました。

語り始めるときは、とても勇気が入りました。私が貴重な経験だと言っても、「まあ、そんな恥をさらして」と思う人もいるでしょう。しかし、この「恥」という感情こそが心の成長の鍵だと思っています。

「恥」という一つの言葉の中には、いろいろな欲望が隠れています。例えば、有能だと思われたい、陰口を言われたくない、過去を知られたくない、などです。恥ずかしいと思うからこそ、その奥にある欲望に気づくことができます。そして、そんな欲望を手放してみると、とても楽になるのです。

「馬鹿だと思われてもいいじゃない、これが私なんだから」

あなたが、本書の登場人物の誰かと似たような苦しみを持っていたなら、その誰かに思いやりの気持ちを向けてみてください。それは、あなた自身への思いやりになります。

「辛かったね、きっと大丈夫。一緒に乗り越えて幸せになろうね」

と、優しい言葉をかけてください。弱い部分とじっくり向き合い、克服に向かって取り組んでいただければ幸いです。

皆さんの中には、「自分は依存じゃないけど、家族を依存から克服させたい」などと考えて読んだ人もいるでしょう。残念ながら、他人を変えることはできません。しかし、こうしてこの本を最後まで読んでくださったということは、その方を理解しようという気持ちがあることは間違いありません。

正直なところ、少し前まで私は依存がある人に対して「なんでタバコをやめないんだろう、血圧がこんなに高いのに」と批判的な考えを持っていました。自分も少し前まで依存だったのにも関わらず。

ところが、その人の依存に至る背景に目を向けるようになってからは、そうした考えがなくなり、楽に語り合えるようになったのです。

理解と共感は、甘やかしとは違います。「そうだよね、だから依存しても仕方ないよね」と諦めてしまうのではなく、「そうだよね、辛い中よく頑張ってきた。だからこそ、本当の幸せを見つけよう」と、一緒に受け止めてから前を向くための支援は、理解と共感がなければできないことなのです。

この気づきは、私の人の見方を大きく変えました。相手を変えようとするのではなく、まず理解しようとすること。これがないと前に進みません。

本書は、依存を表面的な行動だけではなく、そこに至るまでの原因や過程があるのだということを多くの人に知っていただきたい、そして、当事者の苦しみを感じていただきたいという気持ちを込めて書きました。他人事ではなく、自分事としてリアルに感じていただきたいのです。

今、世界中に依存の問題が溢れて大きくなっています。社会が動けば依存の流れは変わります。タバコの値上げや吸える環境が減ったことによって、喫煙人口が減っていることは、喜ばしいことだと思います。

相手を理解しようとする気持ちがあれば、それは伝わって、その人の幸福度を上げます。そして、その人とあなたの間に信頼が生まれます。その信頼関係は、相手のストレスを和らげ、快楽を求め続ける負のスパイラルを断ち切る助けになるでしょう。

本書を書くにあたって、多くの方々にお力添えをいただきました。いつも支えてくれている家族に感謝します。私が留学中、うつになったとき救ってくれた愛犬のしゅうは、この本の執筆中に16歳で天国に旅立ちました。

（株）マインドフルヘルスで共に活動する葉月ようかさん、顧問の西隆行さん、マインドフルライフコーチの皆様、クライアントの皆様、いつも私の話を聞いてくれて応援してくれる友人たち、医療法人社団如水会今村病院、その他の医療機関でお世話になった医療関係者の皆様や患者様、産業医や企業研修で出会った皆様、いつも支えてくださりありがとうございます。これまで皆様と経験したことが、具体的な事例の参考になりました。事例はすべて架空の人物と出来事ですが、真実のエピソードが形を変えて散りばめられています。

育鵬社の副編集長山下徹様には、企画段階からアドバイスをいただき、執筆中も参考になるご意見を数多くいただきました。的確なアドバイスと励ましによって、私が伝えたかったことをより効果的にまとめることができました。名前を挙げることのできなかった多くの方々にも心から感謝申し上げます。

そして、最後になりましたが、ここまで読んでくださった読者のあなたに感謝いたします。本書があなたの幸せと健康のお役に立てますことを願っております。

令和5年6月

山下あきこ

4446-4452 (2022).

- ドストエフスキー著、小西文彦訳『ドストエフスキー全集　第4巻』筑摩書房、1970 年

- Wegner, D. M., Schneider, D. J., Carter, S. R., & White, T. L., *Paradoxical effects of thought suppression.* Journal of Personality and Social Psychology, 1987 Jul;53(1), 5-13.

- 丸山博『ケトン食の本 - 奇跡の食事療法 -』第一出版、2010 年

- 藤井達也『ケトン食の基礎から実践まで〜ケトン食に関わる全ての方へ〜』診断と治療社、2018 年

- Yui Asaoka, Moojun Won, Tomonari Morita, Emi Ishikawa, Yukiori Goto, *Distinct Situational Cue Processing in Individuals with Kleptomania: A Preliminary Study,* International Journal of Neuropsychopharmacology, 2023;, pyad005, https://doi.org/10.1093/ijnp/pyad005

- Nader K., *Fear memories require protein synthesis in the amygdala for reconsolidation after retrieval.* Nature. 2000 Aug;406(6797):722-6.

- 〈万引依存症「クレプトマニア」は治る　「成功体験」の記憶をパズルで崩す治療法〉産経新聞 2023 年 4 月 2 日配信

- Bartholomew K, Shaver Phillip R., *Methods of assessing adult attachment.* Attachment theory and close relationships. 1998;25-45.

- Walter. M, *The marshmallow test: Understanding self-control and how to master it.* Random House, 2014.

- Watts, T. W., Duncan, G. J., & Quan, H., *Revisiting the Marshmallow Test: A Conceptual Replication Investigating Links Between Early Delay of Gratification and Later Outcomes.* Psychological Science, 2018 Jul; 29(7), 1159-1177.

- 前野隆司『幸せのメカニズム』講談社現代新書、2012 年

- Tal Ben-Shahar, *Happier: Learn the Secrets to Daily Joy and Lasting Fulfillment,* McGraw-Hill,2007

参考文献（つづき）

- Guyuron B., *Factors of contributing to the facial aging of idetical twins.* Plastic and reconstrutive surgery. 2009 Apr;123:1321-1331.

- 一般社団法人日本痛風・核酸代謝学会ガイドライン改訂委員会編『高尿酸血症・痛風の治療ガイドライン第 3 版』診断と治療社、2018 年

- Ducci F, Goldman D., *The Genetic Basis of Addictive Disorders.* Psychiatric Clinics. 2012;35(2):495-519.

- クレイグ・ナッケン著、玉置悟訳『「やめられない心」依存症の正体』講談社、2012 年

- 「アルコール依存症の危険因子」、厚生労働省 e- ヘルスネット https://www.e-healthnet.mhlw.go.jp/information/alcohol/a-05-003.html

- Jennifer C Elliott., *The risk for persistent adult alcohol and nicotine dependence: the role of childhood maltreatment.* Addiction. 2014 May;109(5):842-50.

- Khanna S., *A narrative review of yoga and mindfulness as complementary therapies for addiction.* Complementary Therapies in Medicine. 2013 Jun;21(3):244-252.

- Holmes, A., Fitzgerald, P., MacPherson, K. et al., *Chronic alcohol remodels prefrontal neurons and disrupts NMDAR-mediated fear extinction encoding.* Nat Neurosci .2012;15: 1359-1361

- Motomura, Yuki, et al., *"Sleep debt elicits negative emotional reaction through diminished amygdala-anterior cingulate functional connectivity."* PloS one 8.2 (2013): e56578.

- 青柳幸利「中之条研究―高齢者の日常身体活動と健康に関する学際的研究」、『医学のあゆみ　253 巻 9 号』2015 年、793-798 ページ

- Teruhide Koyama. et al., *Effect of Underlying Cardiometabolic Diseases on the Association Between Sedentary Time and All - Cause Mortality in a Large Japanese Population: A Cohort Analysis Based on the J - MICC Study,* Journal of the American Heart Association.2021

- Sudimac, S., Sale, V. & Kuhn, S., *How nature nurtures: Amygdala activity decreases as the result of a one-hour walk in nature.* Mol Psychiatry 27,

61-68 ページ

● ROYAL COLLEGE OF PHYSICIANS OF LONDON. TOBACCO ADVISORY GROUP, *Nicotine addiction in Britain: A report of the Tobacco Advisory Group of the Royal College of Physicians.* Royal College of Physicians, 2000.

●「日本：国民皆保険達成から50年 なぜ日本国民は健康なのか」、『THE LANCET 日本特集号』日本国際交流センター、2011年9月

● Castelnuovo AD., *Alcohol Dosing and Total Mortality in Men and Women An Updated Meta-analysis of 34 Prospective Studies.* Arch Intern Med. 2006;166(22):2437-244.

●「飲酒習慣の状況（性、年齢階級別）」、厚生労働省ウェブサイト、https://www.mhlw.go.jp/topics/bukyoku/kenkou/alcohol/siryo/insyu03.html

● Biddinger KJ., *Alcohol Dosing and Total Mortality in Men and Women An Updated Meta-analysis of 34 Prospective Studies.* JAMA Netw Open. 2022;5(3).

● GBD 2016 Alcohol Collaborators, *Alcohol use and burden for 195 countries and territories, 1990-2016: a systematic analysis for the Global Burden of Disease Study 2016.* The Lancet. 2018 Aug;5(3). https://www.thelancet.com/journals/lancet/article/PIIS0140-6736(18)31310-2/fulltext

● 松下幸生、丸山勝也「アルコール依存と認知症」、『からだの科学 251号』日本評論社、2006年、39-44ページ

● 松下幸生、樋口 進「飲酒とうつ状態の早期発見」、『こころの科学 125号』日本評論社、2006年、43-48ページ

● Cherpitel C., *Acute alcohol use and suicidal behavior: A review of the literature.* Alcohol Clin Exp Res. 2004;28(5 Suppl):18S-28S.

● The JACC Study Group, *Intake of Common Alcoholic and Non-Alcoholic Beverages and Breast Cancer Risk among Japanese Women: Findings from the Japan Collaborative Cohort Study.* 2020 June;21(6) :1701-1707

● Grodstein F., *Infertility in women and moderate alcohol use.* Am J Public Health. 1994 Sep;84(9):1429-32.

参考文献（つづき）

- 「ギャンブル依存症と重複しやすい精神疾患について」、依存症対策全国センターウェブサイト、https://www.ncasa-japan.jp/notice/duplicate-obstacles/for-doctors

- ギャンブル依存症問題研究会『ギャンブル依存症からの生還――回復者12人の記録』認定 NPO 法人ビッグイシュー基金、2016 年

- 『令和2年度依存症に関する調査研究事業「ギャンブル障害およびギャンブル関連問題の実態調査」報告書』久里浜医療センター、2021 年 8 月

- 森山成彬「病的賭博者100人の臨床的実態」、『精神医学 50 巻 9 号』2008 年、895-904 ページ

- Hodgins D., *Gambling disorders.* The Lancet. 2011 Dec;378(9806):1874-1884.

- Panksepp, J., *Endogenous opioids and social behavior.* Neuroscience & Biobehavioral Reviews. 1980;4(4):473-487.

- Lightsey Jr OR., *Impulsivity, coping, stress, and problem gambling among university students.* Journal of Counseling Psychology. 2012 Dec;49(2):202-211.

- Ronzitti S., *Stress moderates the relationships between problem-gambling severity and specific psychopathologies.* Psychiatry Research. 2018 Jan;259:254-261.

- Lee MHS GP., *Association between Adverse Life Events and Addictive Behaviors among Male and Female Adolescents.* the american journal on addictions. 2012 Dec;21(6):516-523.

- 「健康日本 21（アルコール）」、厚生労働省ウェブサイト、https://www.mhlw.go.jp/www1/topics/kenko21_11/b5.html#A51

- Stanton P., *Love and addiction.* Taplinger.; 1975.

- Griffin-Shelley Eric., *Sex and love addiction: Definition and overview.* Outpatient treatment of sex and love addicts. 1993;5-19.

- 伊福麻希、徳田智代「青年に対する恋愛依存傾向尺度の再構成と信頼性・妥当性の検討」、『久留米大学心理学研究 7』2008 年、

Neuroscience. 2005 Jun;8(5):555-60.

- Volkow, N., *Why do our brains get addicted?* YouTube, TEDMED. https://youtu.be/Mnd2-al4LCU
- Dube SR., *Childhood abuse, neglect, and house- hold dysfunction and the risk of illicit drug use.* Pediatrics. 2003 Mar;111(3):564-72.

- SARNYAI Z., *The Role of Corticotropin-Releasing Factor in Drug Addiction.* PHARMACOLOGICAL REVIEWS. 2001;53(2):209-243.

- Potenza MN., *The neurobiology of pathological gambling and drug addiction: an overview and new findings.* Philos Trans R Soc Lond B Biol Sci. 2008 Oct;363(1507):1616-1620.

- 高橋裕子『禁煙支援ハンドブック』じほう、2000 年

- 山下あきこ『こうすれば、夜中に目覚めずぐっすり眠れる――医師が教える、薬に頼らない3つの方法』共栄書房、2022 年

- Avena N., *Evidence for sugar addiction: behavioral and neurochemical effects of intermittent, excessive sugar intake.* Neuroscience and biobehavioral reviews. 2008;32(1):20-39.

- Kathleen DesMaisons, *Potatoes Not Prozac*, Simon & Schuster Ltd; 1998.

- Fortuna JL., *Sweet Preference, Sugar Addiction and the Familial History of Alcohol Dependence: Shared Neural Pathways and Genes, Journal of Psychoactive Drugs.* J Psychoactive Drugs. 2010 Jun;42(2):147-51.

- 山下あきこ『死ぬまで若々しく元気に生きるための賢い食べ方』あさ出版、2022年

- Lustig RH., *Fructose: metabolic, hedonic, and societal parallels with ethanol.* J Am Diet Assoc. 2010 Sep;110(9):1307-21.

- 岡田尊司『インターネット・ゲーム依存症 ネトゲからスマホまで』文春新書、2014 年

- アンデシュ・ハンセン著、久山葉子訳『スマホ脳』新潮新書、2020 年

- Ha H J., *Depression and Internet Addiction in Adolescents.* Psychopathology. 2007;40:424-430.

参考文献

- 笹原妃佐子、西村瑠美、深田恵里、二川浩樹「大学生の健康診断時の喫煙に対する虚偽回答に関する研究」、『総合保健科学：広島大学保健管理センター研究論文集 Vol.34』2018 年、1-12 ページ
- Beecher HK., *The Powerful Placebo.* JAMA, 24AD Dec; 159(17):1955.
- Thorndike LE., *Animal Inteligence:An Experimental Study of the associative processes in animals.* Andesite Press, 2017.
- Skinner BF., *A case history in scientific method.* American Psychologist. 11(221-233), 1956.
- グレゴリー・バーンズ著、野中香方子訳『脳が「生きがい」を感じるとき』日本放送出版協会、2006 年
- Olds J. and Milber P., *Positive Reinforcement Produced by Electrical Stimulation of Septal Area and Other Regions of Rat Brain*, Journal of Comparative Physiology 47(1954):419-27
- 山中祥男「脳内自己刺激の行動理論的考察」、『心理学評論　12 巻 2号』1969 年、272-308 ページ
- Imamura A., *Dopamine agonist therapy for Parkinson disease and pathological gambling.* Parkinsonism & Related Disorders. 2006 Dec;12(8):506-508.
- Imamura A., *Medications used to treat Parkinson's disease and the risk of gambling.* European Journal of Neurology. 2008 Apr;15(4):350-354.
- Gardner EL., *Addiction and brain reward and antireward pathways.* Adv Psychosom Med. 2011 Apr;2011(30):22-60.
- Schultz W., *Dopamine signals for reward value and risk: basic and recent data.* Behavioral and Brain Functions. 2010 Apr;6(24).
- Tricomi EM., *Modulation of caudate activity by action contingency.* Neuron. 2004 Jan;41(2):281-92.
- Yagishita S., *A critical time window for dopamine actions on the structural plasticity of dendritic spines.* Science. 2001;345(6204):1616-1620.
- Volkow, N., *How can drug addiction help us understand obesity?* Nature

◎Dr.あきこ公式ＬＩＮＥ「Mindful Health」

Dr.あきこ監修のマインドフルネスや健康に関する講座を、オンラインで受講できます。詳しくはこちらのＬＩＮＥでご確認ください。お友達になっていただけましたら、私の提唱する健康法「セブンアプローチ」の動画をプレゼントします。

以下の言葉をメッセージで送信すると、ガイドの音声をお送りします。

「ボディスキャン20分」

「5分呼吸瞑想」

「コーヒー瞑想」

◎Dr.あきこのYouTube「マインドフル睡眠チャンネル」

マインドフルネス、well-being、栄養、運動、睡眠、脱依存、習慣化などについて解説しています。

山下あきこ

医学博士、内科医、神経内科専門医、抗加齢医学専門医。1974年佐賀県生まれ。1999年川崎医科大学卒業、2001年〜福岡大学病院脳神経内科勤務、2005年〜フロリダ州メイヨークリニックジャクソンビル神経内科留学、2007年〜佐賀県如水会今村病院神経内科医長などを経て、病気を治すより、人々が健康づくりを楽しむ社会を目指し、2016年に株式会社マインドフルヘルスを設立。アンチエイジング医学、脳科学、マインドフルネス、コーチングを取り入れたセミナー、企業研修、個人健康コンサルティング等を行っている。著書に『やせる呼吸』(二見書房)、『こうすれば、夜中に目覚めずぐっすり眠れる』(共栄書房)、『死ぬまで若々しく元気に生きるための賢い食べ方』(あさ出版)等。

扶桑社新書471

悪習慣の罠

発行日 2023年7月1日　初版第1刷発行

著　　者………山下 あきこ

発 行 者………小池 英彦

発 行 所………株式会社 育鵬社

〒105-0023 東京都港区芝浦1-1-1 浜松町ビルディング
電話03-6368-8899(編集) https://www.ikuhosha.co.jp/

株式会社 扶桑社

〒105-8070 東京都港区芝浦1-1-1 浜松町ビルディング
電話 03-6368-8891(郵便室)

発　　売………株式会社 扶桑社

〒105-8070 東京都港区芝浦1-1-1 浜松町ビルディング
(電話番号は同上)

印刷・製本………中央精版印刷株式会社

定価はカバーに表示してあります。
造本には十分注意しておりますが、落丁・乱丁(本のページの抜け落ちや順序の間違い)の場合は、小社郵便室宛にお送りください。送料は小社負担でお取り替えいたします(古書店で購入したものについては、お取り替えできません)。

Printed in Japan　ISBN 978-4-594-09513-0

本書のご感想を育鵬社宛てにお手紙、Eメールでお寄せ下さい。
Eメールアドレス　info@ikuhosha.co.jp